Hans-Günter Nobis, Roman Rolke, Toni Graf-Baumann (Hrsg.)

Schmerz – eine Herausforderung

Informationen für Betroffene und Angehörige

Herausgeber

Dipl.-Psych. Hans-Günter Nobis
Ltd. Psychologe der
Abt. Orthopädische Psychosomatik
MEDIAN-Klinik am Burggraben
32105 Bad Salzuflen

Prof. Dr. med. Toni Graf-Baumann
Geschäftsführer/Secretary
Deutsche Schmerzgesellschaft/
German Pain Society
79331 Teningen

Priv-Doz. Dr. med. Roman Rolke
Ltd. Oberarzt der Klinik für
Palliativmedizin
Universitätsklinikum Bonn
Rheinische Friedrich-Wilhelms-Universität
53127 Bonn

Diese Auflage wurde ohne Einflussnahme auf den Inhalt mit finanzieller Unterstützung von Pfizer realisiert. Der Arzneimittelhersteller Pfizer möchte Betroffenen helfen, die Hintergründe und Ursachen von Schmerzen zu verstehen – und die Erkrankung bestmöglich zu behandeln.

Bibliografische Information der Deutschen Bibliothek
Die Deutsche Bibliothek verzeichnet diese Publikation in der Deutschen Nationalbibliografie; detaillierte bibliografische Daten sind im Internet über http://dnb.ddb.de abrufbar.

Titelbild: © VLADGRIN/shutterstock.com
Gestaltung und Layout: Ute Schneider, www.u-s-design.com, München
Druck: Stürtz GmbH, Würzburg
Printed in Germany

ISBN 978-3-89935-275-7

Inhalt

Geleitwort

Liebe Schmerzpatientin, lieber Schmerzpatient, liebe Angehörige,

die Behandlung von Schmerzen ist oft schwierig, erfordert Spezialisten und eine gute Zusammenarbeit der verschiedenen Fachleute. Entscheidend für den Erfolg aber sind Sie, der Patient selbst!

Diese einfache Tatsache wurde in den letzten Jahren leider vernachlässigt. Dass Patienten Verantwortung für ihre eigene Gesundheit übernehmen, ist aber unbedingt notwendig, damit Behandlungsmaßnahmen auch langfristig erfolgreich sind. Denn gerade bei chronischen Schmerzen sind Verhaltensfaktoren entscheidend: Durch den Schmerz ziehen sich viele Patienten zurück und schränken ihren Verhaltensspielraum immer mehr ein. Ängste und depressive Symptome folgen, die den Schmerz wiederum verstärken – ein unheilvoller Kreislauf entsteht.

Eine interdisziplinäre, multimodale Schmerzbehandlung bietet hier Auswege. Sie funktioniert aber nur dann, wenn Sie als Patient oder Patientin selbst Verantwortung übernehmen und sozial, geistig und körperlich aktiv werden.

Veränderung setzt Wissen voraus. Nur wenn wir den Sinn einer Maßnahme für uns erkannt haben, sind wir motiviert, etwas zu verändern. Daher setzen sich die an dieser Broschüre beteiligten Schmerzgesellschaften seit Jahren dafür ein, Patienten und Angehörige wissenschaftlich fundiert, aktuell, neutral und unabhängig zu informieren.

So soll das vorliegende Buch Sie zum Experten für Ihre Erkrankung machen – für eine fruchtbare Zusammenarbeit im therapeutischen Miteinander.

Herzlichst,

Prof. Dr. med. Wolfgang Koppert (Deutsche Schmerzgesellschaft)
Prof. Dr. Dipl.-Psych. Michael Pfingsten (Deutsche Gesellschaft für
psychologische Schmerztherapie und -forschung)
Prof. Dr. med. Andreas Straube (Deutsche Migräne- und
Kopfschmerzgesellschaft)

Vorwort der Herausgeber

Liebe Schmerzpatientin, lieber Schmerzpatient, liebe Angehörige,

dieses Buch wurde für Sie geschrieben – von in Deutschland führenden Schmerzexperten der Deutschen Schmerzgesellschaft, der Deutschen Gesellschaft für psychologische Schmerztherapie und -forschung und der Deutschen Migräne- und Kopfschmerzgesellschaft.

Es soll Ihnen die Grundlagen des Schmerzgeschehens in verständlicher Weise näherbringen und Ihnen die oft schwierigen Zusammenhänge erklären, die zur Entstehung von Schmerzen führen. Dies kann Ihnen und Ihren Angehörigen helfen, leichter zusammen mit Ihren Therapeuten Lösungswege im Umgang mit der Schmerzerkrankung zu finden.

Sie erhalten Antworten auf Fragen wie: Was ist Schmerz? Wie funktioniert das Schmerzsystem in meinem Körper? Wie hängen Schmerz und Psyche zusammen? Was passiert bei einem Migräneanfall? Was ist ein chronifizierter Schmerz? Was ist eine Schmerzkonferenz, was eine Schmerztagesklinik?

Häufige Fachbegriffe werden in einem kurzen Lexikon verständlich erklärt, außerdem haben wir Ihnen wichtige Internetinformationen und Literaturempfehlungen zusammengestellt.

Wir wünschen Ihnen und uns, dass dieser Ratgeber für Sie ein hilfreicher Begleiter sein wird. Es ist unser Anliegen, dass für Sie ein Mehr an Wissen auch ein Mehr an Verständnis für sich selbst, für Ihren Behandler und auch für den an Schmerz leidenden Angehörigen, Freund oder Kollegen bedeutet.

Wir wünschen Ihnen viele „Aha-Erlebnisse" beim Lesen.

Dipl.-Psych. Hans-Günter Nobis
Priv.-Doz. Dr. med. Roman Rolke
Prof. Dr. med. Toni Graf-Baumann

1 Herausforderung Schmerz

„Unter Gesundheit verstehe ich nicht
Freisein von Beeinträchtigungen, sondern die Kraft,
mit ihnen zu leben"

Johann Wolfgang von Goethe

In jedem dritten Haushalt in Europa lebt ein Mensch, der unter Schmerzen leidet. Etwa 17% aller Deutschen sind von lang anhaltenden, chronischen Schmerzen betroffen – also mehr als 12 Millionen Menschen. Durchnittlich dauert ihre Leidensgeschichte sieben Jahre, bei mehr als 20% über 20 Jahre. Bei mehr als der Hälfte aller Menschen mit chronischen Schmerzen dauert es mehr als zwei Jahre, bis sie eine wirksame Schmerzbehandlung erhalten. Die Betroffenen leiden aber nicht nur unter dem Dauerschmerz, sondern auch unter den zunehmenden körperlichen Einschränkungen im Alltag. Dies geht oft mit depressiver Stimmung, angstvollen Gedanken, Schlafstörungen und verminderter Konzentration einher.

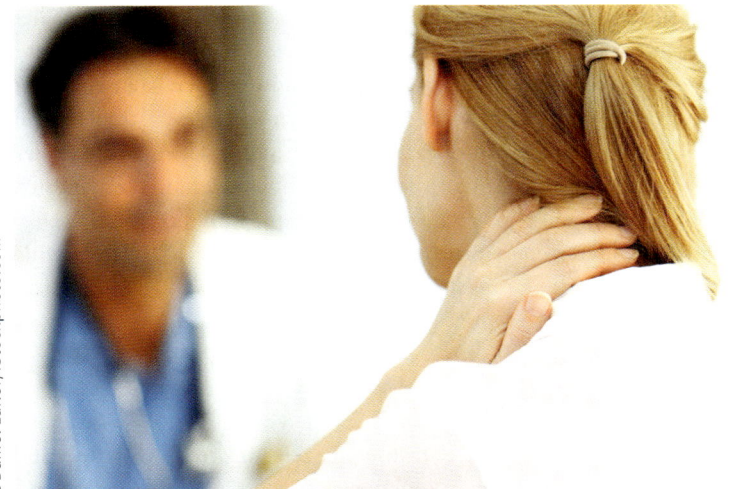

©Daniel Laflor/iStockphoto.com

Nur 10% aller chronischen Schmerzpatienten in Deutschland wurden je einem Schmerzspezialisten vorgestellt.

Schmerzen sind nicht nur häufig, sondern auch teuer, denn sie erfordern stationäre medizinische Rehabilitationsmaßnahmen und können zur Frühberentung führen. Nach einer Umfrage der Europäischen Schmerzgesellschaft (EFIC) aus dem Jahr 2003 kommt Rückenschmerzen volkswirtschaftlich die größte Bedeutung zu, gefolgt von Kopf-, Nerven- und Tumorschmerzen. Die Kosten für das Gesundheitssystem sind immens: Chronische Schmerzen verursachen in Deutschland jährliche Kosten in Höhe von schätzungsweise 38 Mrd. Euro. Davon sind etwa 10 Mrd. Euro Behandlungskosten; den Löwenanteil der Kosten verursachen aber Krankengeld, Arbeitsausfall und Frühberentung.

Lang anhaltende Schmerzen führen auch zu einem enormen Schmerzmittelverbrauch. Schmerzmittel gehören damit zu den am meisten verordneten Medikamentengruppen. Bei einem dauerhaften und unkontrollierten Schmerzmittelgebrauch über längere Zeit drohen aber neben Magen-Darm-Beschwerden auch Nierenschäden. Außerdem kann ein schädlicher Schmerzmittelübergebrauch die Aufrechterhaltung von Schmerzen begünstigen. Daher ist es wichtig, jene Patienten frühzeitig zu erkennen, die ein hohes Risiko für eine Chronifizierung ihrer Schmerzen aufweisen.

Am genauesten ließ sich die Entwicklung von Dauerschmerzen anhand psychischer Risikofaktoren vorhersagen. Mehr als 80% aller Patienten, die chronische Schmerzen entwickelten und nicht mehr an den Arbeitsplatz zurückkehrten, waren in Studien Menschen mit depressiver Stimmungslage, permanenten Alltagsbelastungen und Konflikten in Beruf und Familie sowie ungünstigen Formen der Schmerzbewältigung. Als risikohaftes Schmerzverhalten erwies sich einerseits ein ausgeprägt ängstliches Schon- und Vermeidungsverhalten, andererseits ein extrem entgegengesetzter Durchhaltewille (Entspannungsunfähigkeit).

Schmerztherapie kann langwierig sein

Trotz der Häufigkeit chronischer Schmerzen, ihrer volkswirtschaftlichen Bedeutung und der Konsequenzen für die Betroffenen sind Schmerzen noch gar nicht so lange als eigenständige Krankheit akzeptiert. Letzteres ist dem amerikanischen Arzt John Bonica zu verdanken, der 1960 die erste auf Schmerzen spezialisierte Klinik der Welt gründete. Seitdem wurden auch in Deutschland viele auf Schmerz spezialisierte Abteilungen oder Ambulanzen eingerichtet.

Trotz Anerkennung als eigenständige Krankheit und Spezialisierung der Ärzte kann die Schmerztherapie langwierig sein. Nicht immer bringt der erste Behandlungsversuch den erwünschten Erfolg. Allein die Suche nach den Schmerzursachen ist oft mühevoll. Denn hinter Kopf- und Rückenschmerzen können ganz unterschiedliche Ursachen stecken. Der gemeinsame Weg in der Schmerztherapie verlangt daher von Schmerzpatienten und ihren Behandlern Geduld. Am Anfang steht die sorgfältige Untersuchung der dem Schmerz zugrunde liegenden Ursachen. Sie ist Grundlage jeder modernen Schmerztherapie und Basis einer gezielten Behandlung, die idealerweise unter Einbeziehung verschiedener Berufsgruppen erfolgen sollte. Neben dem auf Schmerz spezialisierten Arzt und schmerztherapeutisch orientierten Psychologen tragen Physiotherapeuten durch gezielte Übungen zur Schmerzreduzierung und -bewältigung bei. Weitere wichtige Berufsgruppen im Rahmen eines ganzheitlichen Behandlungsansatzes, der alle körperlichen, psychischen und sozialen Anteile des Schmerzproblems berücksichtigt, sind u.a. Pflegeberufe, Ergotherapeuten und Seelsorger.

Moderne Behandlungsansätze in der Therapie chronischer Schmerzen gehen daher oft weit über die Verordnung von Medikamenten und operative Eingriffen hinaus. Sie berücksichtigen Verfahren wie psychologische Schmerzbewältigungsstrategien, Entspannungsübungen, Stressbewältigungsverfahren, physikalische und manuelle Therapiemethoden.

Chronischer Schmerz ist und bleibt eine Herausforderung – für den Patienten und seine Behandler – gerade weil Schmerzen oft nicht vollständig gelindert werden können. Das gemeinsame Ziel liegt am Ende eines gemeinsamen Weges: mit dem Schmerz lebenswert leben und nicht gegen ihn.

Hans-Günter Nobis, Roman Rolke

Was ist eigentlich Schmerz?

Nach der Begriffserklärung der Weltschmerzorganisation (IASP = International Association for the Study of Pain) ist Schmerz ein unangenehmes Sinnes- und Gefühlserlebnis, das mit einer tatsächlichen oder drohenden Gewebeschädigung verknüpft ist oder mit Begriffen einer solchen Schädigung beschrieben wird (nach Merskey und Kollegen, 1979). Diese Begriffserklärung ist seit vielen Jahren gültig und beschreibt verschiedene Anteile dessen, was im Erleben von Schmerz Bedeutung hat.

Schmerz als Sinnes- und Gefühlserlebnis

Im ersten Teil der Begriffsbestimmung wird Schmerz als unangenehmes Sinnes- und Gefühlserlebnis beschrieben. Mit dem Begriff „Sinneserlebnis" ist zum Beispiel gemeint, dass der Schmerz als brennend, stechend, bohrend oder reißend empfunden werden kann. Zum anderen geht es hier auch um die Schmerzstärke, die etwa mit einer Zahl von „0" bis „10" geschätzt werden kann. Dabei bedeutet „0", dass keine Schmerzen gespürt werden, während „10" für den stärksten vorstellbaren Schmerz steht. Mit dem Begriff „Gefühlserlebnis" wird auf die emotionalen Anteile des Schmerzes eingegangen, der zum Beispiel als quälend, mörderisch oder erschöpfend beschrieben werden kann. Diese beiden Anteile im Erleben von Schmerz sind untrennbar miteinander verbunden.

Entwicklungsgeschichtlich gehört der Schmerz zu den frühesten, häufigsten und eindrücklichsten Erfahrungen eines jeden Menschen. Schmerz ist überlebenswichtig – trotz allen Leids, das er bewirken kann. Aus körperlicher Sicht gesehen stellen Schmerzen eine lebenserhaltende biologische Reaktion auf schädigenden Einwirkungen dar – auch dann, wenn es noch nicht zu einer Gewebeschädigung gekommen ist. Alle höherentwickelten Lebensformen, insbesondere die Wirbeltiere, verfügen über dieses Frühwarnsystem. Es hat sich im Laufe der Entwicklung des Lebens so verfeinert, dass alle höheren Lebewesen auch die Fähigkeit haben, die Schmerzen vorübergehend auszuschalten oder zu dämpfen. Nervenzellen von Rückenmark und Gehirn tauschen dabei Botenstoffe aus und hemmen sich gegenseitig – zuweilen so stark, dass ein Mensch in einer Gefahrensituation nichts von einer gerade entstandenen Verletzung merkt, sondern erst später, wenn sich die Situation beruhigt hat. In einer Not- oder Fluchtsituation kann diese Reaktion einer Schmerzunterdrückung unter Umständen lebensrettend sein. Fasziniert sind wir von Fakiren, die durch jahrelanges Training vorübergehende Schmerzfreiheit trotz selbst zugefügter Verletzungen erlernt haben und damit ihren Lebensunterhalt verdienen. Bei Zahnschmerzen suchen aber auch diese „Schmerzkünstler" recht schnell einen Zahnarzt auf.

Schmerz und Schmerzbahn

Schmerzen sind dem Menschen ebenso geläufig wie Hunger oder Durst, Hitze oder Kälte. So wie Riechen, Schmecken, Hören und Sehen ist die Empfindung von Schmerz ein Bestandteil unseres Sinnessystems, mit dem wir unsere Umwelt und uns selbst wahrnehmen. Die Schmerzforschung zeigt, dass ein schmerzhafter Reiz, zum Beispiel durch eine Verletzung der Hand, zur Entstehung elektrischer Impulse führt, die über besondere Nervenfasern, ähnlich einem Stromkabel, den Arm entlang zum Rückenmark weitergeleitet werden. Dort werden die Impulse an eine weitere auf die Wahrnehmung von Schmerz spezialisierte Nervenzelle weitergereicht. Über eine weitere Schaltstelle oberhalb des Hirnstamms werden die Schmerzsignale schließlich an verschiedene Gehirnzentren weitergeleitet, die für eine verteilte Wahrnehmung dieses Sinnes- und Gefühlserlebnisses verantwortlich sind. Dies bedeutet, dass es im Gehirn kein einzelnes Schmerzzentrum gibt. Die Wahrnehmung Schmerz mit allen Sinnes- und Gefühlsanteilen entsteht letztlich als Antwort einer vernetzten Aktivierung verschiedener Schmerzzentren des Gehirns.

Schmerz ist aufgrund seiner Funktion als Schadensmelder oder -warner regelhaft mit negativen Gefühlen verbunden, damit wir ihn ausreichend beachten und möglichst schnell lernen, wann es für uns gefährlich wird. Wie intensiv wir einen Schmerzreiz empfinden, ob er uns in Angst und Panik versetzt, hängt nicht nur vom reinen Nervensignal ab, sondern ist ein Zusammenspiel biologischer, psychologischer und sozialer Faktoren, zu denen auch unsere familiären und kulturellen Erfahrungen im Umgang mit Schmerz zählen. Deshalb sprechen die Experten auch von dem „bio-psycho-sozialen Schmerz", den jeder Mensch anders empfindet.

Dauernde Schmerzfreiheit kennen wir nur bei Menschen mit angeborenen oder durch Krankheiten verursachten Nervenschädigungen, die keine Schmerzempfindungen mehr besitzen. Die Betroffenen brechen sich häufig die Knochen oder erleiden Verbrennungen, weil das Warnsystem Schmerz fehlt. Sie bemerken selbst die bedrohlichsten Verletzungsgefahren nicht oder zu spät. Diese „schmerzlosen" Menschen erreichen meist kein hohes Alter.

Hans-Günter Nobis, Roman Rolke

Akuter und chronischer Schmerz

Akute Schmerzen üben eine für unseren Körper notwendige Warnfunktion aus, um Gewebeschäden zu vermeiden. Das Wort „akut" meint hier einen plötzlich auftretenden Schmerz, der nicht für längere Zeit anhält. Wenn Schmerzen ohne einen typischen Auslöser fortbestehen und sich verselbstständigen, verliert der Schmerz seine Warnfunktion und es kommt zur Entstehung einer Schmerzerkrankung, die über Monate oder Jahre hinweg andauern kann.

Schmerzen machen uns in der Regel darauf aufmerksam, dass irgendwo im Körper etwas nicht stimmt: Sie zeigen uns, wo Reizungen, Wunden oder Entzündungen entstanden sind und ob sie sich möglicherweise ausbreiten. Dieser Schmerz ist kein Gegner, sondern ein Helfer. Solche akuten Schmerzen empfinden wir zum Beispiel bei Zahnweh, Verstauchungen, Prellungen, Schnittverletzungen, Sonnenbrand oder Muskelverspannungen. In der Regel klingen solche akut auftretenden Schmerzen von selbst ab, sobald die auslösende Ursache geheilt und beseitigt worden ist.

Dass viele Menschen lang anhaltende oder häufig wiederkehrende Schmerzen erleiden müssen, hat zwei Ursachen:

>> 1. Eine Vielzahl von chronischen Erkrankungen ist mit Schmerzen für die Betroffenen verbunden, wie z.B. rheumatische Leiden, Diabetes oder Tumorerkrankungen.

》 2. Schmerz kann selbst zu einer Erkrankung werden, auch wenn eine körperliche (somatische) Ursache nicht oder nicht mehr vorhanden ist, und hat damit seine biologisch sinnvolle Warnfunktion verloren.

Nach Meinung von Fachleuten wird chronischer Schmerz heute als eine eigenständige Krankheit betrachtet. In wissenschaftlichen Studien werden dabei für die Festlegung, ob es sich um einen chronischen Schmerz handelt, Zeiträume von drei oder auch sechs Monaten Schmerzdauer genannt. Für den betroffenen Schmerzpatienten spielt eine solche Einteilung aber eine untergeordnete Rolle, sodass im klinischen Alltag lang anhaltende Schmerzen als chronisch bezeichnet werden, auch wenn eine bestimmte Dauer von drei oder sechs Monaten nicht erreicht wird. Für Patienten und ihre Angehörigen kann es besonders belastend sein, wenn dabei keine körperliche Ursache für das lange Andauern der Schmerzen gefunden wird. Dies wird noch dadurch verstärkt, dass das soziale Umfeld auf die für Außenstehende unerklärbaren Schmerzen oft mit Unverständnis reagiert. Rasch werden die Betroffenen mit Sätzen wie: „Der simuliert doch nur!" oder „Das ist doch reine Einbildung!" ausgegrenzt.

Welche Ursachen kommen für chronische Schmerzen in Frage?

Die Forschung hat nachgewiesen, dass starke und länger andauernde Schmerzreize aus den Geweben des Körpers die weiterleitenden Nervenzellen von Rückenmark und Gehirn sensibler für nachfolgende Schmerzreize machen können. Die Folge kann sein, dass selbst leichte Reize wie eine leichte Berührung, mäßige Hitze oder Druck plötzlich als starker Schmerz empfunden werden. Hier kann sich die Empfindlichkeit des Schmerzsystems so weit „aufschaukeln", dass sich eine meist über das Rückenmark vermittelte Schmerz-Überempfindlichkeit entwickelt. Unter Umständen senden diese überempfindlich gewordenen Nervenzellen auch dann Schmerzsignale vom Rückenmark ans Gehirn, wenn aus den entfernter gelegenen Geweben des Körpers (z.B. von einem verspannten Muskel) keine Schmerzsignale mehr im Rückenmark eintreffen. Was als akuter Schmerz begonnen hat, kann sich auf diese Weise zu einem chronischen Schmerz entwickeln.

Diese Sensibilisierung (Empfindlichkeitssteigerung) findet nicht nur in den weiterleitenden Nervenzellen der Gewebe des Körpers (z.B. innere Organe, Gelenke, Muskel) statt, sondern wie oben beschrieben auch im Rückenmark sowie im Gehirn. Manche Forscher beschreiben die Lernvorgänge, die vor allem im Rückenmark zu einer Verfestigung einer gesteigerten Schmerzempfindlichkeit führen, etwas vereinfachend als „Schmerzgedächtnis" oder „Schmerz-Engramm", das von akuten Reizen eingeprägt wird und das auch dann bestehen bleiben kann, wenn die eigentlichen Schmerzursachen bereits beseitigt sind.

Erforscht wird heute, warum Schmerzen bei manchen Menschen chronisch werden, bei anderen dagegen nicht, selbst wenn beide Gruppen ein vergleichbares Krankheitsbild aufweisen. Neben einer genetischen Veranlagung sind vor allem psychosoziale Faktoren nachgewiesen, d.h., psychische Faktoren haben einen Einfluss darauf, ob und wie stark sich eine Schmerzerkrankung ausbildet. Es ist bekannt, dass Menschen mit psychischen Vorerkrankungen wie z.B. Depressionen oder Ängsten stärker gefährdet sind als psychisch gesunde Personen. Auch soziale Faktoren wie das familiäre Umfeld und die berufliche Situation spielen eine wichtige Rolle.

Hans-Günter Nobis, Roman Rolke

Schmerz und Psyche

Wenn Menschen über lang anhaltende Schmerzen berichten, kann es hilfreich sein, sich ein Bild von ihrer Lebenssituation zu machen. Denn Schmerz und Psyche sind eng miteinander verwoben, ohne dass dies den Betroffenen bewusst sein muss. Das offenbaren die folgenden Beispiele:

>> Bei einer 52-jährigen Schmerzpatientin traten „hartnäckige" Rückenschmerzen zeitgleich mit schwerwiegenden Konflikten auf, die sie mit ihrem Vorgesetzten hatte.

>> Ein kaufmännischer Angestellte, der nach einem Autounfall nur leicht verletzt worden war, litt auch Jahre nach der körperlichen Heilung noch unter starken Schmerzen.

» Bei einem Industrie-Facharbeiter, der schon seit Jahren unter Rückenschmerzen und depressiver Verstimmung gelitten hatte, verstärkten sich die Beschwerden durch Familienkonflikte und eine verweigerte Unterstützung für den beruflichen Aufstieg so sehr, dass er sich eine Rückkehr an den Arbeitsplatz nicht mehr vorstellen konnte.

» Als letztes Beispiel sei eine berufstätige Ehefrau genannt, deren „unerklärliche" Rückenschmerzen auftraten, als ihr Ehemann frühpensioniert wurde und in ihren Augen „unglücklich, gereizt und ziellos zu Hause herumhängen würde".

Vermutlich würden diese Schmerzkranken auf den Rat des Arztes, auch psychosoziale Hintergründe als Auslöser in der Ursachensuche mit einzubeziehen, mit der Frage reagieren: „Meinen Sie, ich bilde mir die Schmerzen nur ein?" Es geht aber nicht um Einbildung, sondern darum, dass tatsächlich ein Zusammenhang zwischen ständigen Schmerzen und psychosozialen Belastungen bestehen kann.

Wie viel Psyche steckt im Schmerzgeschehen?

Das hängt zunächst einmal davon ab, ob es sich um akuten oder chronischen Schmerz handelt. Aufmerksamkeit, Gedanken und Gefühle können auch bei akuten Schmerzen unser Schmerzempfinden verstärken oder schwächen. Das weiß jeder, der schon einmal ein Kind hat stürzen sehen, das schmerzerfüllt zur Mutter läuft. Wenn es dann zum Trost ein Eis bekommt, kann es sein, dass es kurz aufhört zu weinen, bevor es später wieder den Schmerz stärker empfindet. Unsere Auf-

Wichtig

Aufmerksamkeit, Gedanken und Gefühle können unser Schmerzempfinden auch bei akuten Schmerzen verstärken oder schwächen. Bei Weichteil- und chronischen Schmerzen spielen sie aber über den Mechanismus der Daueraktivierung der tiefen Muskeln eine größere Rolle.

merksamkeit kann also so stark von dem akuten Schmerz abgelenkt werden, dass wir ihn zeitweise nicht mehr wahrnehmen.

Zudem beeinflussen „innere" Bewertungen unsere Schmerztoleranz, wie das Beispiel einer brustamputierten Frau verdeutlicht. Die ärztliche Zusicherung, dass ihre Schmerzen kein Zeichen für eine erneute Krebserkrankung seien, konnte sie nicht anhaltend beruhigen. Durch ihre Angst, der vorhandene Schmerz sei ein Symptom der Erkrankung, empfand sie auch den Schmerz zunehmend stärker.

Bedeutsamer als beim akuten Schmerz sind psychosoziale Einflüsse auf das Schmerzerleben beim chronischen Schmerz. Meist sind Betroffene überzeugt, dass etwas „kaputt" sein müsse, wenn sie längere Zeit an starken Schmerzen leiden. Daher ist die erste Anlaufstelle, beispielsweise bei Rückenschmerzen, in der Regel der Orthopäde oder Neurologe. Wenn diese aber keine Schädigung feststellen können, macht sich der Schmerzkranke Sorgen, dass man ihm die Schmerzen „nicht glauben" könne. Es gibt aber neben strukturellen Problemen weitere Faktoren für die Entstehung lang anhaltender, heftiger Schmerzen. Die häufigste Ursache ist eine Kombination aus lang anhaltenden körperlichen, seelischen und sozialen Belastungen. Für über 80% aller Rückenschmerzen sind so genannte Funktionsstörungen verantwortlich, die durch bio-psycho-sozialen Dauerstress verursacht werden.

> Die meisten Rückenschmerzen sind auf bio-psycho-sozialen Dauerstress zurückzuführen.

Stressanfälligkeit, ein begünstigender Faktor?

Diese Frage lässt sich unter Einbeziehung der sogenannten „Stress-Alarmanlage" beantworten. Sie befindet sich im menschlichen Gehirn. Wenn sie ausgelöst wird, kommt es im Körper zu Stressreaktionen. Sie sorgt dafür, dass körperliche Empfindungen wie Schmerzen, Verspannungen, aber auch Gefühle während der stressigen Zeit stark gedämpft werden. So kommt es dazu, dass wir beispielsweise plötzlich Blutspuren oder blaue Flecken an unserem Körper bemerken und uns verwundert fragen, woher diese kommen.

Diese „Stress-Alarmanlage" hat bei der Geburt eine „Grundeinstellung". Sie sorgt dafür, dass die „Alarmanlage" in der Regel nur in bedrohlichen Situationen angeht. Gab es aber in den frühen Lebensjahren belastende Erlebnisse, wie beispielsweise Unfälle, Krankheiten

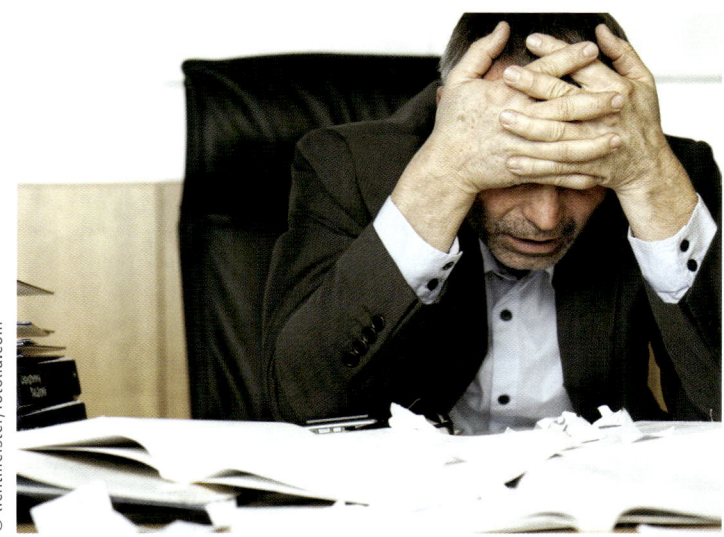

© lichtmeister/fotolia.com

Dauerstress kann Schmerzen hervorrufen.

oder körperliche, soziale und psychische Überforderungen, so kann dies die Empfindlichkeit der „Stress-Alarmanlage" erhöhen. Diese Tatsache wird bei der Suche nach Schmerzursachen oft vernachlässigt, wie folgender Bericht einer Patienten zeigt: „Meine Mutter starb, als ich sechs Jahre alt war. Davon habe ich nicht viel mitbekommen. Aber jetzt, als vor fünf Jahren meine Schwester starb, war es viel schlimmer." Die Vorstellung, dass beeinträchtigende Erlebnisse aus der Vergangenheit keine Auswirkungen auf das heutige Erleben haben, trifft nicht zu. Das Gegenteil ist der Fall. Heute ist unstrittig, dass die gegenwärtige Stressanfälligkeit/-bereitschaft auf belastende Erlebnisse in Kindheit und Jugend zurückgeführt werden kann.

Der Zusammenhang zwischen Schmerz und „Stressoren" ist schwer aufzuspüren. Denn die Folgen des Stresses werden meist erst wahrgenommen, wenn der Mensch zur Ruhe gekommen ist. Betroffene sagen dann voller Enttäuschung: „Endlich hatte ich die großen Belastungen gemeistert, gerade wollte ich anfangen, mich auszuruhen, da kamen die Beschwerden". Oft zeigen sich diese stressbedingten, meist körperlichen Beschwerden nach Todesfällen, langen und schwerwiegenden

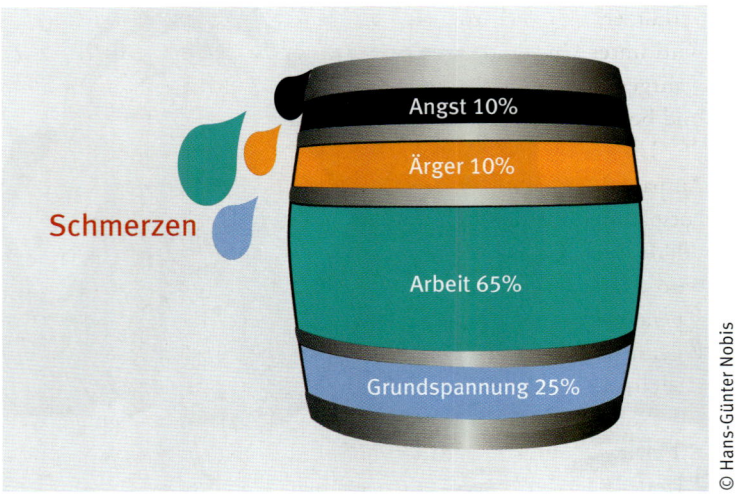

Das Fass der Spannungen

Konflikten in Ehe und Familie, Über- oder Unterforderungen am Arbeitsplatz und bei Mehrfachbelastung durch Berufstätigkeit mit gleichzeitiger Verantwortung für Kinder, Haushalt und nahe Angehörige.

Hinweise für psychosoziale Ursachen

Nicht jeder Stress macht krank und kann sich u.a. als Schmerzen bemerkbar machen. Stress macht aber immer dann krank, wenn mehr Stress in das „Fass hineinläuft" als „unten ablaufen" kann.

Betroffene sagen dann meist „Mir steht es bis zum Hals". Dies gilt auch, wenn sich der Stress aus positiven und negativen Belastungen zusammensetzt. Es muss kein einzelnes Lebensdrama vorausgegangen sein. Vielmehr können insbesondere schwelende Konflikte in Beruf und Familie, überspielte Kränkungen, „verleugnete Überforderung" und auch Selbstüberforderung eine schmerzauslösende Wirkung haben.

Dies lässt sich nachvollziehen, wenn man sich eine längere Phase körperlicher, psychischer und/oder sozialer Überbelastung/Überforderung vorstellt. Sie löst die „Stress-Alarmanlage" aus. Daraufhin spannen sich u.a. alle Muskeln an, was nicht wahrgenommen wird. Mit der Zeit verkürzen und verhärten sich die dauergespannten Muskeln. Dies wird unter Umständen als eine Art von Bewegungseinschränkung wahrgenommen. Man fühlt sich häufiger und schneller erschöpft und beginnt, an seiner Leistungsfähigkeit zu zweifeln.

Ursache der fortschreitenden Erschöpfung ist die kontinuierliche Anspannung der Muskulatur, wie Messungen ergeben haben. Bei einem entspannten Menschen „arbeiten" beim einfachen Händeschütteln ca. 60 Muskelabschnitte. Bei Menschen, die verspannt und im Stress sind, wird dagegen ein Vielfaches an Muskelabschnitten aktiviert. Diese Überaktivierung und Daueranspannung insbesondere der tiefen Muskulatur findet sich nicht nur bei vielen weiteren Aktivitäten, sondern auch in Ruhe, was zu einem hohen Energieverbrauch führt.

Nach einer Phase der schnellen Erschöpfbarkeit können erste Schmerzen auftreten, zumeist an den Muskeln oder Sehnenansätzen oder der Knochenhaut. Auslöser sind häufig eine körperliche Überanstrengung oder „harmlose" Stürze oder Unfälle. Denn die dauernde Anspannung mit ihren auf den Körper wirkenden Zugkräften verändert das Gewebe und verursacht z.B. Schwellungen und Mikroentzündungen. Die Folge ist der sogenannte „Weichteilschmerz". Dieser „Weichteilschmerz" ist ein Akut-Schmerz, steht aber in einem engen Zusammenhang mit unserer psychosozialen Gesamtbelastung.

Gefühlsstimmungen als Verstärker

Schmerzen erhöhen die bestehende Muskelverspannung zusätzlich. Die Folge: Die Bewegungseinschränkungen werden größer; die Erschöpfbarkeit nimmt weiter zu; die Schmerzintensität steigt und damit wiederum die Muskelspannung. Zudem verstärken die durch den Schmerz verursachten Einschränkungen im täglichen Leben Frustration und Ärger, Angst und Zweifel, Mutlosigkeit oder „heldenhaftes" Durchhalten. Diese Gefühlsstimmungen können den „inneren Stress" verstärken. Es droht ein sich selbst verstärkender „Teufelskreis". In dieser Übergangsphase wird aus dem Akut-Schmerz oft ein „Dauerschmerz". Der Dauerschmerz ist anhand der gesteigerten Empfindlichkeit der für den Schmerz zuständigen Nervenzellen im Gehirn nachweisbar. In dieser Situation reicht oft bereits eine geringfügige

Anspannung aus, um einen Schmerz hervorzurufen. Experten sprechen in diesem Zusammenhang von der Bildung des „Schmerzgedächtnisses". Der ehemalige Akut-Schmerz verliert seine unmittelbare Alarmfunktion, es kommt zur Chronifizierung.

Der Schmerzverlauf kann weiter kompliziert werden, wenn der Schmerzkranke auf Grund mangelnder Behandlungserfolge und eines Gefühls von Nutzlosigkeit mit sozialem und/oder beruflichem Rückzug reagiert oder aus Angst vor einer Verschlimmerung der Schmerzen eine Schonhaltung entwickelt, was den körperlichen Zustand oft weiter verschlechtert. Nicht selten trauen sich Betroffene, insbesondere nach längeren Fehlzeiten, nicht mehr zu, an den Arbeitsplatz zurückzukehren. Aus diesem Rückzug können weitere Ängste, beispielsweise bezüglich der finanziellen Zukunft, resultieren. Diese Selbstzweifel, verbunden mit Mutlosigkeit, sind ein Zeichen dafür, dass eine weitere Krankheit, eine „reaktive Depression", hinzugekommen ist. Es kann sein, dass Betroffene am Lebenssinn zu zweifeln beginnen.

Diese Zusammenhänge weisen darauf hin, dass chronische Schmerzen nicht nur einem körperlichen, sondern immer auch einem gefühlsmäßigen und sozialen Einfluss unterliegen. Mal überwiegt die eine,

Wie wird aus Schmerz chronischer Schmerz?

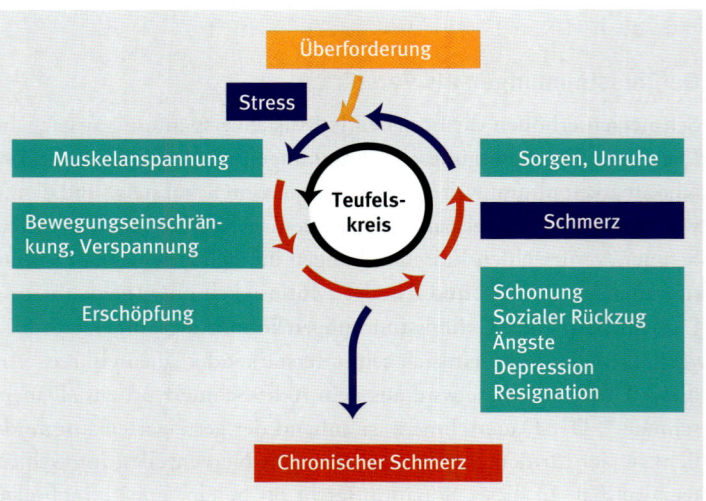

© Hans-Günter Nobis

> **Wichtig**
>
> Es gibt viele Hinweise dafür, dass chronische Schmerzen nicht nur einem körperlichen, sondern immer auch einem gefühlsmäßigen und sozialen Einfluss unterliegen.

mal die andere Seite, wie der folgende Satz sehr treffend zum Ausdruck bringt: „Grenzen zu haben ist menschlich, manchmal spüren wir sie zuerst körperlich".

Gefühle als Ursache von Schmerzen?

Schon der Volksmund spricht vom „schmerzhaften Verlust" eines geliebten Menschen. Nicht zu Unrecht, wie Messungen von Experten ergaben. Sie fanden, dass bei körperlichen Verletzungen und sozialen Verlusten, z.B. eines wichtigen Menschen, die gleichen Hirnregionen aktiviert werden. Das heißt: Auch „seelischer" Schmerz ist „echt" und muss ermittelt werden, um in der Behandlung unwirksame Eingriffe vermeiden zu können. Dies verdeutlicht das folgende Beispiel einer Frau, die ihre beste Freundin durch Krebs verlor: In den letzten Monaten der Krankheit hatte sie sich gegenüber der sterbenskranken Freundin, den Kollegen in der Arbeit und gegenüber ihrer Familie „zusammengerissen", d.h. die eigene Trauer und Angst nicht gezeigt. Mehrere Wochen nach der Beerdigung der Freundin klagte sie nach einem Umbau des Kinderzimmers über Rückenschmerzen. Die üblichen Behandlungsmaßnahmen führten immer nur kurzfristig zu einer Besserung. Insgesamt wurden die Schmerzen zunehmend schlimmer. Mehrere Monate später, als die Schmerzpatientin am Ende der Sportstunde eine Entspannungsübung machte und die Trainerin ihre Hand auf den Bauch der schmerzgeplagten Frau legte, um die Entspannung zu fördern, lösten sich ihre „unterdrückten" Gefühle unter der tieferen Entspannung. Sie brach in nicht enden wollende Tränen aus. Sie hatte „losgelassen". Wenige Tage später waren ihre Schmerzen rückläufig und verschwanden im weiteren Verlauf ganz.

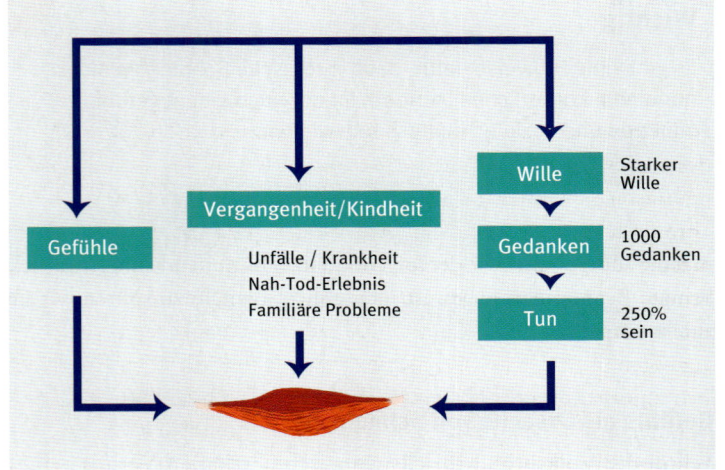

© Hans-Günter Nobis

Der bio-psycho-soziale Schmerz beim Muskel: Wie kommt die Spannung in den Muskel?

Das Beispiel zeigt, dass Menschen mit einer hohen Selbstbeherrschung, mit Tapferkeit und Einstellungen wie „Meine Gefühle gehen niemanden etwas an" oder „Um des lieben Friedens willen sag ich nichts" die Tendenz haben, ihre Gefühle zu „unterdrücken". Das Zurückhalten der körperlichen Erregung durch muskuläre Anspannung kann in der Summe bzw. im Laufe der Zeit dazu führen, dass es zu Schmerzen im Körper kommt. Denn Gefühle wie Wut, Angst oder Freude sind gleichzeitig körperliche Erregungen/Spannungen, wie auch die sprichwörtliche „Angst im Nacken" verdeutlicht. Für sie kann der behandelnde Arzt keine körperliche Erklärung finden.

Hans-Günter Nobis

> **Wichtig**
>
> Unterdrückte Gefühle, wie die sprichwörtliche „Angst im Nacken, können eine Ursache von Schmerzen sein, die der Arzt nur als tiefe Verspannung im Nacken ertasten kann.

2 Schmerzerkrankungen

Rückenschmerz

In Deutschland leiden die meisten Menschen (mehr als 80%) mindestens einmal im Leben an Rückenschmerzen. Sie sind einer der häufigsten Gründe für einen Arztbesuch und verursachen von allen chronischen Schmerzerkrankungen die größten volkswirtschaftlichen Kosten. Der Schweregrad der Rückenschmerzen und die resultierenden Beeinträchtigungen sind sehr unterschiedlich. Das Spektrum reicht von einfachen und im Verlauf unproblematischen Beeinträchtigungen (i.d.R. bei Rückenschmerzen mit muskulärer Ursache) bis hin zu ernsthaften Krankheiten, die jedoch eher selten sind. Die Schmerzen können ihren Ursprung in allen Anteilen des Stützgewebes des Rückens haben, also in den knöchernen Strukturen (i.d.R. Wirbelkörper), Gelenken, Bandscheiben, Bändern und vor allem den Muskeln. Nicht selten trägt eine Nervenreizung zu einem ausstrahlenden Rückenschmerz bei, ohne dass es zu einer Nervenschädigung im Sinne eines neuropathischen Schmerzes gekommen ist (s. S. 37). Rückenschmerzen können sehr stark sein, sind aber selten auf eine Schädigung der Wirbelsäule zurückzuführen. Generell ist es wichtig,

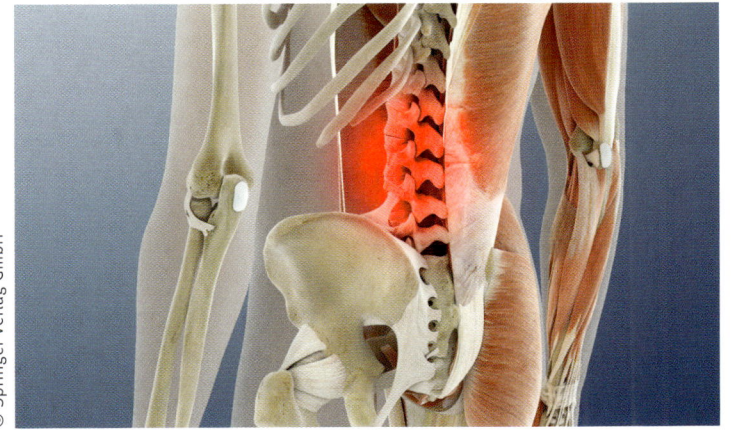

Bei Rückenschmerz sollten medizinische, psychologische und physiotherapeutische Maßnahmen kombiniert werden.

zu Beginn ernsthafte Erkrankungen als Ursache der Rückenschmerzen auszuschließen. In den meisten Fällen handelt es sich jedoch um eine Funktionsstörung, die nach relativ kurzer Zeit wieder abheilt.

Diagnostische Abklärung

Der Ausschluss schwerwiegender Erkrankungen ist in den meisten Fällen durch ein ausführliches diagnostisches Gespräch und eine sorgfältige körperliche Untersuchung möglich. Eine bildgebende Diagnostik (z.B. mittels Röntgen, Computertomografie/CT oder Magnetresonanztomografie/MRT) ist nur erforderlich, wenn sich aufgrund der Krankengeschichte und Untersuchung Anhaltspunkte für mögliche spezifische Ursachen ergeben, die es abzuklären gilt.

Therapie des nicht-spezifischen Rückenschmerzes

Die weitere Behandlung orientiert sich daran, ob den Rückenschmerz erklärende Gründe im Sinne körperlicher Schädigungen entdeckt werden oder nicht. Liegen keine strukturellen Schädigungen vor, spricht man vom sogenannten „nicht-spezifischen Rückenschmerz".
    In diesen Fällen reicht es in der Regel aus, wenn:
>> der Arzt den Patienten ausführlich über den meist „harmlosen" Charakter des Rückenschmerzes aufklärt,

---

Eine sofortige ärztliche Abklärung der Rückenschmerzen ist erforderlich:

>> Schmerz nach stärkerer Belastung, kein Ruhe- und Nachtschmerz

>> wenn Fieber, Abgeschlagenheit und Gewichtsverlust vorliegen

>> wenn sich die Rückenschmerzen im Verlauf stark verschlimmern

>> wenn Lähmungserscheinungen auftreten

>> wenn die Funktion von Harnblase und/oder Darm gestört ist

>> wenn ein Taubheitsgefühl im Gesäßbereich auftritt

>> wenn eine Tumorerkrankung, Osteoporose (Knochenschwund), HIV-Infektion oder die regelmäßige Einnahme von Kortison-Präparaten in der Vorgeschichte bekannt ist.

» der Patient sich bzgl. der körperlichen Belastung ein wenig zu-
   rücknimmt, und
» ggf. (kurzfristig) Schmerzmittel oder Muskel-entspannende Medikamente eingenommen werden.

Bei nicht-spezifischen Rückenschmerzen ist es sehr wichtig, so zügig
wie möglich die normale körperliche Aktivität wieder zu erreichen.
Passive Maßnahmen wie Fango oder Massage unterstützen das Abklingen der Beschwerden meist nicht. Auch invasive Techniken wie
beispielsweise Spritzen an die Wirbelsäule oder Kathether-Verfahren
(S. 96) sind kritisch zu beurteilen.

Risikofaktor Psyche

Schwierig kann die Behandlung von Rückenschmerzen werden, wenn
psychologische Faktoren hinzukommen. Diese als „Yellow flags"
(gelbe Fähnchen oder Karten) bezeichneten Risikofaktoren können
den Verlauf nachhaltig beeinflussen und eine chronische Schmerzerkrankung nach sich ziehen. Aus mehrere Jahre umfassenden Beo-
bachtungsstudien an Rückenschmerzpatienten (sog. Längsschnitt-
studien) weiß man, dass beispielsweise eine Chronifizierung der
Schmerzen beim Vorliegen depressiver Symptome wahrscheinlicher
ist. Dies gilt auch für psychische Belastungen anderer Art, wobei
neben frühen traumatischen Lebenserfahrungen auch aktuelle Probleme in der Partnerschaft und/oder am Arbeitsplatz Einfluss nehmen
können.

Der Patient stellt – insbesondere beim bewegungsbezogenen
Schmerz – durch seinen individuellen Umgang mit dem Schmerz
und der resultierenden Beeinträchtigung die Weichen für den Behandlungserfolg, also dafür, ob es zu einer schnellen Besserung kommt
oder sich ein langwieriger Verlauf ergibt. In diesem Sinne werden
ein eher „bewältigender" Umgang mit dem Schmerz und ein eher
„vermeidender" Bewältigungsstil unterschieden. Letzterer zeichnet
sich dadurch aus, dass die Patienten aus Angst vor zunehmenden
Schmerzen jede Bewegung vermeiden und sich immer mehr aus
ihrem gewohnten Alltag zurückziehen. Dadurch wird das Schmerzproblem eher größer, die Chance auf eine Rückkehr in die Norma-

*Psychische Belas-
tungen erhöhen
das Risiko, dass der
Schmerz dauerhaft
(chronisch) wird.*

Vermeiden die Patienten aus Angst vor Schmerz jede Bewegung, kann das die Schmerzproblematik verstärken.

lität eher kleiner. Daher ist es wichtig, bereits zu einem sehr frühen Zeitpunkt im Krankheitsverlauf eine Überprüfung (sog. Screening) auf psychosoziale Risikofaktoren durchzuführen und Patienten mit „vermeidendem" Bewältigungsstil zu unterstützen, dieses Krankheitsverhalten aufzugeben. Dies kann durch Einbeziehung psychologischer Ansätze erreicht werden.

Wenn Rückenschmerzen immer wieder auftreten und zu deutlichen Beeinträchtigungen wie beispielsweise Arbeitsunfähigkeit führen, sollte ein Schmerztherapeut oder eine schmerztherapeutische Einrichtung eingeschaltet werden. Eine psychologische Untersuchung sollte dann Teil der diagnostischen Abklärung sein und der Behandlungsplan sich an deren Ergebnissen orientieren. Hilfreich für diese Patienten sind zusätzlich durchgeführte psychologische Verfahren wie beispielsweise ein Entspannungstraining oder ein Training zur Verbesserung der Schmerz- und Stressbewältigung.

Multimodales Vorgehen bei chronischem Rückenschmerz

Für die Behandlung von Patienten mit chronischen Rückenschmerzen wurden in den letzten Jahren sogenannte multimodale Behandlungsprogramme entwickelt. In ihnen werden über mindestens vier Wochen medizinische, psychologische und physiotherapeutische Maßnahmen intensiv und kombiniert angewendet. Neben Gruppenangeboten werden diesen oftmals mehrfach belasteten Patienten zusätzliche psychotherapeutische Einzelbehandlungen angeboten, um die Therapie zum Erfolg zu führen. Laut Studienergebnissen hat

Wichtig

Bei Patienten mit chronischen nicht-spezifischen Rückenschmerzen führt ein multimodales Behandlungskonzept am ehesten zum Erfolg. Darin werden über einen Zeitraum von etwa vier Wochen medizinische, physiotherapeutische und vor allem psychologische Maßnahmen kombiniert.

sich diese spezielle Kombination aus verschiedenen Behandlungsverfahren bei Patienten mit chronischen Rückenschmerzen besonders bewährt.

Michael Pfingsten

Kopfschmerz

Kopfschmerzen sind häufig und eigentlich normal, denn jeder Mensch erlebt in seinem Leben hin und wieder Kopfschmerz, z.B. bei einem grippalen Infekt. Wenn Kopfschmerzen sehr häufig auftreten, werden sie zu einer Erkrankung, und dann sollte man sich auf jeden Fall einem Arzt (z.B. Hausarzt oder Neurologen) vorstellen. Dafür gibt es zwei Gründe: Zum einen kann Kopfschmerz ein ernstes Symptom (Zeichen) einer Erkrankung sein (sog. symptomatischer Kopfschmerz, denn der Schmerz ist nur ein Symptom) und dann müssten weitere Untersuchungen (z.B. Computertomografie des Kopfes) erfolgen. Oder der Kopfschmerz ist selbst die Erkrankung (sog.primärer Kopfschmerz) und dann steht die Behandlung im Vordergrund. Die primären Kopfschmerzen (zu denen die Migräne gehört) sind sehr vielfältig, die aktuelle Klassifikation der internationalen Kopfschmerzgesellschaft (IHS) geht von über 200 verschiedenen Kopfschmerzarten aus.

Diagnostische Abklärung

Die Diagnose eines Kopfschmerzes orientiert sich fast ausschließlich an der Anamnese (Krankenbefragung). Daher sind die folgenden Angaben des Patienten wichtig:

>> Wo sitzt der Kopfschmerz?
>> Wie lange dauert er?
>> Wie häufig tritt er auf?
>> Welchen Charakter hat der Kopfschmerz: dumpf-drückend, stechend oder pulsierend?
>> Welche Symptome treten begleitend mit dem Schmerz auf: Lichtempfindlichkeit, tränende Augen, Sehstörungen, Übelkeit etc.?

>> Welche Medikamente werden eingenommen?

>> Leidet in der Familie jemand an Kopfschmerzen?

Darüber hinaus kann das Führen eines Kopfschmerzkalenders die Diagnosestellung erleichtern. Anhand dieser Anamnese und den Ergebnissen der neurologischen Untersuchung kann der Arzt entscheiden, ob eine weiterführende Diagnostik sinnvoll und erforderlich ist und welche Behandlung eingeleitet werden sollte.

Kopfschmerz-Krankheitsbilder

Die häufigsten Kopfschmerzarten sind

>> Migräne

>> Spannungskopfschmerz

>> trigemino-autonome Kopfschmerzen, welche den Gefühlsnerv des Gesichts, den Nervus trigeminus, betreffen und beispielsweise mit Tränen, Naselaufen und Pupillenstörungen einhergehen und

>> stechende Kopfschmerzen unbekannter Ursache (sog. idiopathische stechende Kopfschmerzen).

Sie unterscheiden sich in Lokalisation, Art, Häufigkeit und Dauer sowie dem Auftreten von Begleitsymptomen. Wichtig ist, dass alle Kopfschmerzarten durch zu häufige Einnahme eines Schmerzmittels (mehr als zehn Tage pro Monat) schlimmer oder häufiger werden können. Spätestens dann muss ein Arzt aufgesucht werden.

Was passiert bei einer Kopfschmerzattacke?

Das Gehirn selbst ist vollkommen schmerzfrei. Nur die Hirnhäute und die darin verlaufenden Gefäße werden von einem Nerv, dem Nervus trigeminus, versorgt und sind somit in der Lage, Schmerzempfindungen hervorzurufen. Wie der Schmerz genau entsteht und vor allem wo der „Motor" steckt, der darüber entscheidet, wann der Kopfschmerz beginnt oder endet, ist für die meisten Kopfschmerzformen noch nicht erforscht. Bei der Migräne weiß man aufgrund der intensiven Forschung in den letzten 20 Jahren am meisten über diese Zusammenhänge. Man nimmt an, dass es im Hirnstamm, der

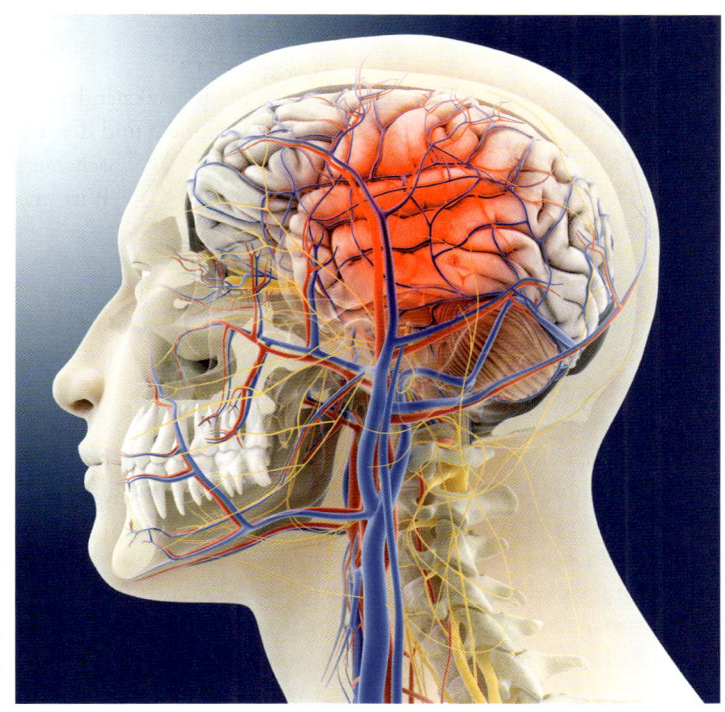

**Kopfschmerz
hat vielfältige
Ursachen.**

Verbindung zwischen Rückenmark und Großhirn, definierte Regionen gibt, die während einer Migräneattacke aktiviert werden. Durch Weiterleitung der Impulse kommt es zur Erregung des motorischen Gesichtsnervs, des Nervus facialis, und der ihn begleitenden, zum vegetativen Nervensystem gehörenden Fasern. Dadurch kommt es zu einer Erweiterung der Blutgefäße. Sie geht mit einer vermehrten Durchlässigkeit der Gefäße einher, sodass entzündungsfördernde Stoffe aus den Gefäßen in das umliegende Gewebe übertreten können. Die auf diese Weise ausgelöste Entzündung ruft eine Aktivierung des Trigeminus-Nervs hervor, dessen Fasern auch in den Wänden der Blutgefäße verlaufen. Über mehrere Zwischenstationen sendet er daraufhin Schmerzimpulse zur Hirnrinde, wodurch die Schmerzen wahrgenommen werden. Während man früher davon ausging, dass

WebTipp

Unter www.dmkg.de bietet die Deutsche Migräne- und Kopfschmerzgesellschaft wichtige Informationen zu den einzelnen
Kopfschmerzarten, Behandlungsempfehlungen, kostenlosen
Download von Kopfschmerzkalendern und Hilfe bei der Suche
nach spezialisierten Ärzten.

die Gefäßerweiterung Ursache der Kopfschmerzen ist, vermutet man
heute, dass die hieraus resultierende Entzündungsreaktion den Kopfschmerz bedingt.

Bei der Aura scheint es so zu sein, dass sich unter anderem zuvor
die Gefäße erst einmal zusammenziehen und hierdurch eine geringe
Minderdurchblutung eintritt, die sich mit einer ungefähren Ge-
schwindigkeit von 2–3 mm/min über das Gehirn ausbreitet. Das
erklärt auch, warum sich z.B. Lähmungen oder Gefühlsstörungen
langsam entwickeln und nicht wie beim Schlaganfall von jetzt auf
gleich vorhanden sind. Weil die Gefäße in diesem Stadium der Migräneattacke ohnehin schon eng sind, sollten in dieser Zeit keine
Triptane (spezifischer Wirkstoff) eingenommen werden, weil diese
auch zu einer Gefäßverengung führen. Nach Abklingen der Aura-
symptomatik ist der Einsatz der Triptane (bei Beachtung der Kontra-
indikationen) unbedenklich.

Kopfschmerztherapie

So vielfältig die Kopfschmerzarten sind, so vielfältig sind die Thera-
pieansätze. Denn die gewählte Therapie hängt von der Diagnose ab.
Allen Therapieansätzen ist die Unterscheidung in eine Akuttherapie,
also die Behandlung, wenn der Schmerz da ist, und eine prophylak-
tische (vorbeugende) Therapie, also eine Behandlung, die durchgeführt wird, wenn der Schmerz zu häufig auftritt, gemein. Zum Einsatz kommen neben Medikamenten auch verschiedene nicht-medikamentöse Ansätze, wie beispielsweise Muskelentspannungstraining,
Biofeedback oder Stressbewältigungstraining. Die DMKG gibt re-

gelmäßig Leitlinien heraus, die auf wissenschaftlichen Grundsätzen bestehen und der Wirksamkeit nach gewichtet sind. Auch diese Leitlinien sind im Netz frei erhältlich (**www.dmkg.de**).

Arne May

Kopfschmerz und Psyche

Die meisten Kopfschmerzformen und insbesondere die Migräne sind keine psychosomatischen Erkrankungen. Sie haben aber durchaus eine bio-psycho-soziale Dimension. Daher lässt sich ihr Verlauf – wie bei vielen chronischen Erkrankungen – in vielen Fällen durch Aspekte der Lebensführung beeinflussen. Insbesondere bei Patienten mit stark chronifizierten Kopfschmerzen sollte daher ein auf Schmerz speziali-sierter Psychotherapeut in das Behandlungskonzept einbezogen werden. Dieser kann – je nach Ausmaß der resultierenden Belastungen für die Lebensführung des Patienten – gemeinsam mit Arzt und Patient entscheiden, ob es ausreicht, in wenigen Gesprächen Verhaltensände-rungen zu erarbeiten. Sind die Belastungen und möglichen psychoso-zialen Hintergründe schwer und vielschichtig, kann es notwendig sein, mehr Zeit zu investieren, beispielsweise im Rahmen einer tageskli-nischen oder stationären Behandlung. In manchen Fällen kann es darüber hinaus sinnvoll sein, dass der Patient nach dem Aufenthalt in einer Klinik ambulant von einem spezialisierten Psychotherapeuten weiterbetreut wird.

Die Einbeziehung eines Psychologen ist beispielsweise sinnvoll, wenn:

➤➤ Migränepatienten mehr als drei Attacken pro Monat haben
➤➤ Spannungskopfschmerz-Patienten monatlich mehr als zehn Tage unter Kopfschmerzen leiden
➤➤ die Gefühlswelt des Kopfschmerzpatienten von Ängstlichkeit oder Depressivität geprägt ist
➤➤ seine Gedanken sich viel um die Schmerzen drehen und vor allem wenn
➤➤ wichtige Alltagsfunktionen, z.B. in Beruf und Familie, stark ein-geschränkt sind und auch sehr gründliche körperliche Untersu-chungen keine nachvollziehbare Ursache finden konnten.

Was machen Psychologen mit Migränepatienten?

Migränepatienten zeichnen sich dadurch aus, dass sie sehr viele Dinge ganz schnell und gut machen wollen. Das ist vielleicht auch eine Folge der Ausfallzeiten durch die Attacken. Diese Grundhaltung lässt sich aber nicht lange durchhalten. Es kommt zur Überforderung und in der Folge nicht selten zum Migräneanfall. Deshalb ist das Hauptziel in der Psychotherapie von Migränepatienten, eine ausgewogene Balance zwischen Aktivität und Ruhe herzustellen. Ein weiteres Ziel ist es, den Migränepatienten dazu zu befähigen, sogenannte Reizsprünge zu vermeiden. Das bedeutet, dass sie lernen sollten, über alle sieben Tage der Woche hinweg gleichmäßig viel zu schlafen und zu essen und nicht zu schnell von 100% auf 10% „herunterzuschalten". Migräne ist eine „Erholungsstörung". Deshalb tritt sie oft während der Erholungsphase nach Stress auf, also wenn man gar nicht damit rechnet, z.B. am Wochenende oder im Urlaub. Als Grund wird vermutet, dass die Sprünge in den umweltbedingten Reizen (z.B. Arbeitstag im Vergleich zum Wochenende) für das „Migränegehirn" eine solche Verarbeitungsanforderung darstellt, dass der Betroffene schneller die Attackenschwelle erreicht.

„Psychogramme" von Kopfschmerzpatienten

>> Migräne- und Spannungskopfschmerz-Patienten unterscheiden sich psychologisch, was sich mit dem Charakter der Schmerzen in Zusammenhang bringen lässt. Migräneschmerzen sind attackenartig und sehr stark; der lang anhaltende Schmerz ist eher die Ausnahme. Daher haben Betroffene Angst vor der nächsten Attacke und dem damit verbundenen Ausfall wichtiger Alltagsfunktionen. Sie versuchen beispielsweise, den Arbeitsausfall in der migränefreien Zeit wieder hereinzuholen, werden hyperaktiv und übersteuern. Dieses Verhalten begünstigt die nächste Attacke.

>> Spannungskopfschmerzen sind dagegen eher andauernd oder häufig wiederkehrend. Das kann Patienten zermürben. Sie ziehen sich immer mehr vom Leben zurück und werden nach und nach depressiv.

Gute Frage

Wie lange dauert die Psychotherapie? Das hängt von der Schwere der Störung ab. Ein übliches Kopfschmerz-Bewältigungstraining, wie es von vielen spezialisierten Einrichtungen angeboten wird, geht über ca. 7–12 Sitzungen. Wenn der Patient nicht nur an Kopfschmerzen, sondern zusätzlich an einer Angststörung oder Depression leidet, was bei Kopfschmerzpatienten häufig vorkommt, sollte mit mindestens 20–30 Einzelsitzungen gerechnet werden.

Was machen Psychologen mit Spannungskopfschmerz-Patienten?

Spannungskopfschmerz-Patienten stehen unter anhaltenden Belastungen. Diese führen dazu, dass die Patienten nervlich angespannt sind und in der Folge oft muskulär verspannen. Nun kann man symptomatisch herangehen und mit Sport und Entspannungstraining die Muskulatur lockern. Ungefähr die Hälfte der Spannungskopfschmerz-Patienten hat aber keine muskulären Verspannungen. Man nimmt an, dass sich in ihrem Gehirn die Schmerzempfindlichkeitsschwelle verstellt hat. Da Schmerzschwelle und Belastungen ganz eng zusammenhängen, kann man umgekehrt auch durch Veränderungen der Belastungen die Schmerzschwelle beeinflussen.

Medikamenteninduzierter Kopfschmerz

Bei allen Kopfschmerzpatienten kommt es irgendwann im Leben zu Dauerbelastungen, wie beispielsweise Trennung, Krankheit oder Mobbing. Unter diesen Belastungen springt die Häufigkeit der Kopfschmerzen schnell in die Höhe; aus gelegentlichen Kopfschmerzen werden sehr häufige. Da man diese nicht einfach aushalten kann, werden Medikamente eingenommen. Wer dies an mehr als zehn Tagen im Monat tut, der kann zusätzlich zu seinem ursprünglichen Kopfschmerz einen sogenannten medikamenteninduzierten Dauer-

Übrigens

Werden Schmerzmedikamente zu häufig eingenommen (an mehr als 10 Tagen im Monat), können auch sie Kopfschmerzen hervorrufen.

kopfschmerz entwickeln, der wiederum zu einer noch häufigeren Medikamenteneinnahme führt. Jede Substanz, die erfolgreich gegen Kopfschmerzen und Migräne eingenommen wird, kann diesen Dauerkopfschmerz auslösen. Aus diesem Teufelskreis kommen Patienten nur schwer wieder heraus. Betroffene sollten dann in einem Krankenhaus von den Schmerzmitteln entzogen werden, insbesonder dann, wenn zusätzlich auf opioidhaltige Schmerzmittel (z.B. Morphin) sowie Beruhigungs- und Schlafmittel zurückgegriffen wurde. Der Entzug erfordert einen völligen Verzicht auf Schmerzmittel für bis zu 14 Tage, in manchen Fällen auch länger. Für die Zeit des Entzugs und auch die Monate danach wird empfohlen, sich Unterstützung durch einen auf Schmerz spezialisierten Psychotherapeuten zu suchen. Gemeinsam können so Strategien erarbeitet werden, das früher vielleicht automatische Einnahmeverhalten (Medikamenten-Übergebrauch) durch eine bewusste und kontrollierte Einnahme von Schmerz- und Migränemitteln zu ersetzen. Daneben können in den Sitzungen alternative, nicht-medikamentöse Behandlungsmöglichkeiten ausprobiert werden.

Günther Fritsche

Nervenschmerz

Nervenschmerz, fachsprachlich als neuropathischer Schmerz bezeichnet, entsteht als direkte Folge einer Schädigung von „Gefühlsfasern" des Nervensystems. In diesem Punkt unterscheiden sich neuropathische Schmerzen grundsätzlich von allen anderen Schmerzen, zum Beispiel Rücken-, Kopf- oder Tumorschmerzen. Verantwortlich ist eine der Nervenschädigung folgende Aktivierung der Schmerzbahn, also von für die Wahrnehmung von Schmerz verantwortlichen Nervenendigungen. Sie kann verschiedene Gewebe – oft ausgehend von der Haut – oder aber das Rückenmark oder das Gehirn betreffen. Für den Nachweis neuropathischer Schmerzen ist es wichtig, Verteilungsmuster, Stärke und Qualität der Schmerzen, also beispielsweise ihren brennenden (häufig), bohrenden, einschießenden oder stechenden Charakter, zu erheben. Die Beschwerden treten oft in Ruhe auf und können leicht ausgelöst werden, d.h., schon eine leichte Berührung, die normalerweise keine Schmerzempfindung auslöst, führt zu Schmerzen (Allodynie). Zudem weisen Betroffene häufig eine verstärkte Schmerzempfindlichkeit auf schmerzauslösende Reize auf (Hyperalgesie).

Eine schmerzhafte Nervenschädigung, d.h. ein neuropathischer Schmerz, ist immer dann anzunehmen, wenn die auftretenden Gefühlsstörungen dem Versorgungsgebiet eines Gefühlsnervs (sensorischen Nervs) im Gewebe entsprechen. Gleiches gilt, wenn sich das Muster der Schmerzausbreitung mit dem Versorgungsgebiet einer geschädigten Nervenwurzel, eines Rückenmarkabschnittes oder Gehirnbereiches deckt.

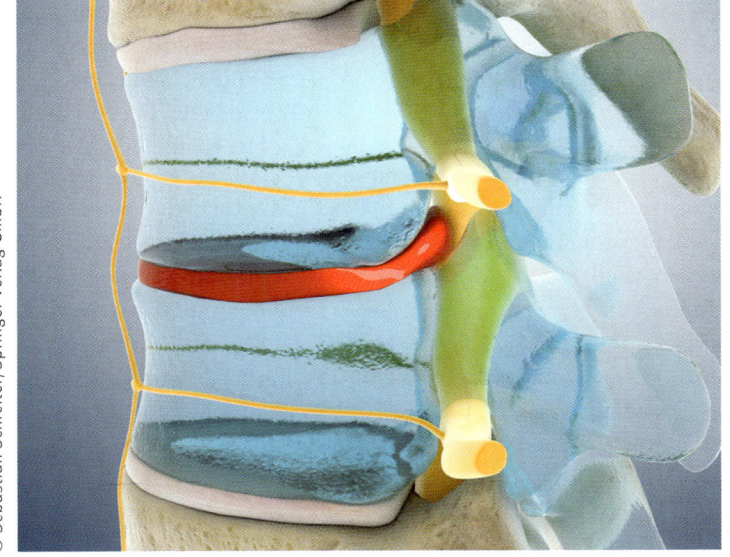

Der Bandscheiben-vorfall (rot) ist eine häufige Ursache neuropathischer Schmerzen.

> **!**
>
> ## Wichtig
>
> Neuropathischer Schmerz unterscheidet sich grundsätzlich von allen anderen Schmerzen wie Rücken-, Kopf- oder Tumorschmerzen. Denn er ist direkte Folge einer Schädigung von „Gefühlsfasern" des Nervensystems mit folgender Aktivierung der Schmerzbahn.

Ein relativ häufiges Beispiel hierfür ist ein Bandscheibenvorfall (Prolaps), bei dem die Bandscheibe auf Höhe des fünften Lendenwirbels auf die Nervenwurzel drückt. Dies kann zu einem Taubheitsgefühl und einer Schmerzausstrahlung außen seitlich am Bein entlang über den Vorderfuß zur Großzehe hin führen. Bei einer starken Ausprägung des Prolaps können zudem dazugehörige Muskeln gelähmt sein, sodass der Fuß schlechter angehoben werden kann.

Diagnostische Abklärung

Die Diagnose „neuropathischer Schmerz" kann mit umso größerer Sicherheit gestellt werden, je mehr übereinstimmende Hinweise auf eine Nervenschädigung im Rahmen der Untersuchung und Befragung des Patienten gefunden werden. Die diagnostische Abklärung sollte eine körperliche und klinisch-neurologische Untersuchung mit Prüfung der Hautempfindlichkeit, Reflexe und Muskelkraft beinhalten. Sie kann durch eine Schmerzzeichnung, Schmerzfragebögen und weitere Spezialtests ergänzt werden. Zu diesen Tests, welche die Funktion von Nervenfasern verschiedener Gewebe prüfen, gehören beispielsweise:

>> QST = quantitative sensorische Testung zur Prüfung der Hautempfindlichkeit (s. S. 86)
>> Neurographie = Bestimmung der Nervenleitgeschwindigkeit
>> SEP = somatosensibel evozierte Potenziale zur Prüfung der gesamten Gefühlsbahn von der Haut über das Rückenmark bis ins Gehirn.

Oft werden darüber hinaus moderne bildgebende Verfahren eingesetzt, zum Beispiel die Computertomografie (CT) oder die Magnetresonanztomografie (MRT, auch als Kernspintomografie bezeichnet). Sie können eine Nervenschädigung direkt sichtbar machen. Ein Beispiel hierfür ist eine MRT der Lendenwirbelsäule, die zeigt, dass ein Bandscheibenvorfall eine Nervenwurzel bedrängt.

Mögliche Auslöser der Nervenschädigung

Neuropathischer Schmerz kann aufgrund unterschiedlicher Formen einer Nervenschädigung auftreten. Der Bandscheibenvorfall ist ein häufiger Auslöser. Eine andere Form der Nervenschädigung liegt bei der sogenannten Polyneuropathie, einer Erkrankung vieler Nerven, vor. Sie kann unter anderem im Rahmen der Zuckerkrankheit (Diabetes mellitus) zu einem Brennschmerz der Füße führen. Hier hat der dauerhaft erhöhte Blutzuckerspiegel die feinen Nervenendigungen geschädigt. Eine wiederum andere Form der Nervenschädigung liegt bei einer schmerzhaften Gürtelrose (Herpes zoster) vor. Hier sind die neuropathischen Schmerzen der Haut Folge der Reaktivierung

Formen des neuropathischen Schmerzes

>> Postzosterische Neuralgie
>> Posttraumatische Neuralgie
>> Trigeminusneuralgie
>> Polyneuropathie
>> HIV-Neuropathie
>> Phantomschmerz
>> Schlaganfall
>> Rückenmarkschädigung
>> Multiple Sklerose
>> CRPS (komplexes regionales Schmerzsyndrom, früher auch als Morbus Sudeck bezeichnet)

von Viren (Varizella-Zoster-Virus), die nach einer Windpockenin-
fektion in den Nervenwurzeln von Rückenmark und Hirnnerven
verblieben. Durch Stress oder ein im Alter schwächeres Immunsystem
können sie wieder aktiv werden und Wochen bzw. Monate nach der
Gürtelrose zu Nervenschmerzen führen.

Auch Nervenschädigungen oder -durchtrennungen im Rahmen
von Unfällen oder Operationen – z.B. des Trigeminus-Nervs im
Gesicht bei zahnärztlichen Eingriffen – können Nervenschmerzen
nach sich ziehen. Gleiches gilt für das bis heute nicht komplett ver-
standene Krankheitsbild des Phantomschmerzes, bei dem Schmerzen
in Gliedmaßen gespürt werden, die durch eine Amputation entfernt
wurden. Schließlich können Nervenschmerzen auch auftreten, wenn
Nerven zusammengedrückt werden, was als Engpass-Syndrom bezeichnet wird. Ein häufiges Beispiel ist das Karpaltunnel-Syndrom
am Handgelenk. Es geht mit Nervenschmerzen und weiteren Aus-
fällen wie Taubheitsgefühl und Muskellähmung einher.

Behandlungsmöglichkeiten

Die Behandlung von Nervenschmerzen – sofern keine Operation zur
Entlastung des betroffenen Nervs möglich ist – gestaltet sich oft schwierig. Schmerzfreiheit kann nur in den seltensten Fällen erreicht werden.
Daher werden realistische Therapieziele vor Therapiebeginn gemeinsam
mit dem Patienten erörtert. Als realistisch gelten gemäß Leitlinie zur
Therapie neuropathischer Schmerzen der Deutschen Schmerzgesellschaft (DGSS):

>> eine Schmerzreduktion um > 30–50%
>> eine Verbesserung der Schlafqualität
>> eine Verbesserung der Lebensqualität
>> der Erhalt der sozialen Aktivitäten und Beziehungen
>> der Erhalt der Arbeitsfähigkeit

Die Therapie neuropathischer Schmerzen basiert auf einer individuell auf die Situation abgestimmten medikamentösen Therapie
(s. S. 94). Sie soll die Beschwerden lindern, bis sich die geschädigten
Nerven zumindest weitgehend regeneriert haben. Es werden unterschiedliche Wirkprinzipien, unter Umständen auch in Kombination,

angewandt. Nicht-medikamentöse Verfahren (z.B. Nervenblockaden, Infiltrationen, elektrische Nervenstimulation, s. S. 96) können ergänzend oder in der Akuttherapie zur Überbrückung der Zeit bis zum Anschlagen der Medikamente eingesetzt werden. Darüber hinaus können im Einzelfall, je nach Ausprägung der Beschwerden, physikalische Maßnahmen, Ergotherapie und Psychotherapie sinnvoll sein.

Roman Rolke

Phantomschmerz

Unter Phantomschmerz versteht man Schmerzen in einem Körperteil, der nicht mehr vorhanden ist, meist infolge einer Amputation. Nach der Amputation spüren die allermeisten Betroffenen weiterhin die nicht mehr vorhandene Gliedmaße, beispielsweise ihre Länge, den Umfang, oft auch eine bestimmte Haltung. Gelegentlich wird über nicht-schmerzhafte Empfindungen wie Kribbeln, Berührungsempfindungen, Zucken berichtet. Etwa 60–80% der Amputierten nehmen Schmerzen im amputierten Körperteil wahr. Über Phantomschmerz wird meistens nach Amputation von Gliedmaßen wie Armen oder Beinen berichtet; er kann aber auch nach einer Brustamputation oder Zahnextraktion auftreten. Darüber hinaus ist es nicht ungewöhnlich, dass durch Berührung an anderer Stelle im Körper Schmerzen im amputierten Körperteil ausgelöst werden, das Phantomglied in einer ungewöhnlichen Position wahrgenommen wird oder es in der Wahrnehmung verkürzt und zum Stumpf „hingewandert" erscheint. Wich-

! Wichtig

Phantomschmerz und Stumpfschmerzen bzw. nicht-schmerzhafte Stumpfempfindungen im noch vorhandenen Körperteil können zwar zeitgleich auftreten, sind aber zwei verschiedene Schmerzarten, die auch unterschiedliche Ursachen haben.

tig ist die Unterscheidung von Phantomschmerz und Stumpfschmerzen bzw. nicht-schmerzhaften Stumpfempfindungen, die im noch vorhandenen Körperteil auftreten. Obwohl Phantomschmerzen und Stumpfschmerzen oft zusammen auftreten, haben sie dennoch unterschiedliche Ursachen.

Ursachen von Phantomschmerz

Früher ging man davon aus, dass sich Amputierte den Phantomschmerz „einbilden". Schließlich war der Körperteil nicht mehr vorhanden. Wie sollten dann Schmerzen spürbar sein? Ein späterer Erklärungsversuch ging davon aus, dass Veränderungen im Stumpf, wie eine schlechte Vernarbung bzw. Störungen an Blutgefäßen und Nerven, oder aber an den Nerven, die zum Rückenmark ziehen, eine Rolle spielen. Obwohl diese Faktoren von Bedeutung sein können und untersucht werden sollten, geht man heute davon aus, dass Phantomschmerzen auf Veränderungen im Gehirn zurückzuführen ist.

Im sogenannten sensomotorischen Kortex, der inneren Landkarte des Körpers, auf der alle Körperregionen entsprechend ihrem sensorischen Input, also der Menge der gesendeten Empfindungsbotschaften, repräsentiert sind, ist der amputierte Körperteil bei Patienten mit Phantomschmerz weiter abgebildet. Es findet allerdings eine Umorganisation dieser auch als Tastrinde bezeichneten Gehirnregion, in der Berührungs- und Schmerzreize verarbeitet werden, statt. Denn der Anteil der „sensorischen Landkarte", der vor der Amputation Nervenimpulse erhielt, bleibt nach dem Eingriff ohne Zustrom. Er bleibt jedoch nicht leer, sondern erhält nach der Amputation Impulse aus Nachbarregionen. Je größer diese Umorganisation, desto größer ist der Phantomschmerz. Auch Regionen im Gehirn, die eher mit der emotionalen Komponente von Schmerz zu tun haben, d.h. der Bewertung, wie unangenehm der Schmerz ist, können sich verändern. Diese Umorganisation im Gehirn ist besonders ausgeprägt, wenn im betroffenen Körperteil bereits vor der Amputation Schmerzen auftraten und eine Art zentrales Schmerzgedächtnis hinterlassen haben. Dann kann es nach der Amputation

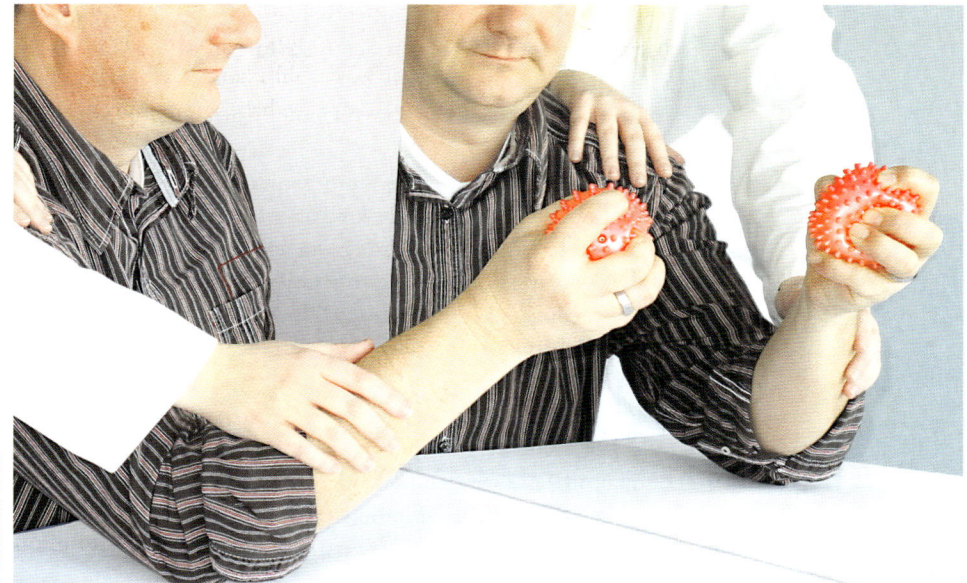

© Micahela Illian

zum Verlust von den Schmerz hemmenden Mechanismen und damit dem Auftreten früherer Schmerzen im Phantomglied kommen. Darüber hinaus können Stress oder eine depressive Stimmung die Wahrnehmung von Phantomschmerz negativ beeinflussen.

Durch das Spiegeltraining verringert sich der Phantomschmerz.

Behandlung des Phantomschmerzes

Wie andere neuropathische Schmerzsyndrome (Nervenschmerzen) spricht auch der Phantomschmerz auf Medikamente an, die die Funktion des Zentralnervensystems beeinflussen. Jedoch sind die Erfolge der medikamentösen Behandlung begrenzt. Positive Berichte gibt es zu Antidepressiva, Opioiden und zu Medikamenten, die die Erregbarkeit des Gehirns verändern. Gibt es Veränderungen am Stumpf, können Injektionen oder auch lokale Reizverfahren erfolgreich sein. Biofeedback kann über eine Beeinflussung der lokalen Temperatur und Durchblutung hilfreich sein (s. S. 132).

Als negativ und sogar schädlich haben sich Versuche erwiesen, durch weitere Amputation den Schmerz auszuschalten. Dies wäre nur sinnvoll, wenn der Schmerz in der Peripherie ausgelöst würde. Dies ist wie oben beschrieben aber nicht der Fall, sondern er entsteht im Gehirn.

Aufgrund der Befunde zur Umorganisation der Repräsentanz von Körperteilen in der Tastrinde von Patienten mit Phantomschmerz erscheint es sinnvoll, mit der Schmerztherapie genau hier anzusetzen, d.h. die Umorganisation im Gehirn rückgängig zu machen. Dies ist mit unterschiedlichen Verfahren möglich:

>> 1. **myoelektrische Prothese:** Durch Tragen der Prothese wird die Hirnregion, die aufgrund der Amputation verändert wurde, wieder aktiviert. Die Funktion der verlorenen Gliedmaße wird zum Teil wiederhergestellt, das Gehirn erhält Reize, die negativen Umbauprozesse werden rückgängig gemacht.

>> 2. **sensorisches Wahrnehmungstraining:** Dabei wird die Stimulation des Stumpfes mit bewusster Wahrnehmung der Reize kombiniert, was sowohl den Schmerz als auch die Umbauprozesse günstig beeinflusst.

>> 3. **Spiegeltraining:** Wenn der Patient die noch vorhandene Gliedmaße vor dem Spiegel bewegt, wird dies durch die Reflexion als Bewegung der amputierten Gliedmaße wahrgenommen. Die Repräsentanz in der Tastrinde normalisiert sich; der Phantomschmerz verringert sich.

>> 4. **Visualisierungen:** Vorstellungsübungen zu Bewegungen der Phantomgliedmaße führen zu ähnlichen Erfolgen.

Welche Therapieform in Einzelfall die geeignete ist, sollte in einer interdisziplinären Schmerzambulanz oder -klinik geklärt werden. Wo möglich, ist eine optimale Prothesenversorgung der Ausgangspunkt für eine erfolgreiche Behandlung. Wichtig ist es darüber hinaus, eine positive Einstellung zur Amputation und den damit einhergehenden Körperveränderungen zu entwickeln. Denn dies fördert den Heilungsprozess und beeinflusst ihn auch langfristig positiv.

Herta Flor

Tumorschmerz

In Deutschland erkranken jedes Jahr mehr als 430.000 Männer und Frauen an Krebs. Circa ein Drittel von ihnen leidet bereits in einem frühen Erkrankungsstadium an Schmerzen. Im weiteren Verlauf sind es bis zu 90%. Warum? Meist verursacht der wachsende Tumor selbst die Schmerzen (tumorbedingter Schmerz). Er reizt dadurch das umliegende Gewebe (Nozizeptorschmerz) und die Nerven. Mitunter kommt es aber auch durch den Krebs zu Komplikationen, wie beispielsweise zu Hautgeschwüren oder Pilzinfektionen, die zusätzlich Schmerzen verursachen. Sogar die Therapie kann Ursache von Schmerzen sein. So ist es möglich, dass eine für viele Patienten notwendige Chemotherapie schmerzhafte Entzündungen und eine Beschädigung von Nerven (neuropathischer Schmerz) hervorruft. Diese Schmerzen treten meist als starke Dauerschmerzen auf und können durch zusätzliche Schmerzattacken verstärkt werden.

Für einige Tumorarten ist zudem typisch, dass die Schmerzen sehr schnell sehr stark werden, weil sich Metastasen, also Tochtergeschwülste, im Knochen bilden. Charakteristisch ist dies vor allem für Prostata-, Brust-, Lungen- und Darmkrebs. Neben Krebsarten, die sich in den Knochen absiedeln („metastasieren"), nimmt die Schmerzintensität auch bei bösartigen Tumoren, die schnell wachsen, besonders rasch zu. Der Grund: Das schnelle Wachstum verursacht eine Schwellung im umliegenden Gewebe, denn die Tumoren üben mechanischen Druck aus und lösen so einen Schmerzreiz aus. Zudem kann es durch den Druck auf umliegendes Gewebe zu schmerzhaften Entzündungen und Durchblutungsstörungen kommen, vor allem bei Bauchspeicheldrüsen- und Leberkrebs.

Diagnostik

Der Arzt fragt den Patienten gezielt nach den spezifischen Symptomen, die es bei der jeweiligen Schmerzart gibt. Außerdem kann man bildgebende Verfahren einsetzen, wie Röntgen, Computertomografie (CT) oder Magnetresonanztomografie (MRT). Es empfiehlt sich, die Schmerzstärke über eine Skala zu bestimmen, bei der die Zahl 0 keinen Schmerz und 10 den stärksten vorstellbaren Schmerz

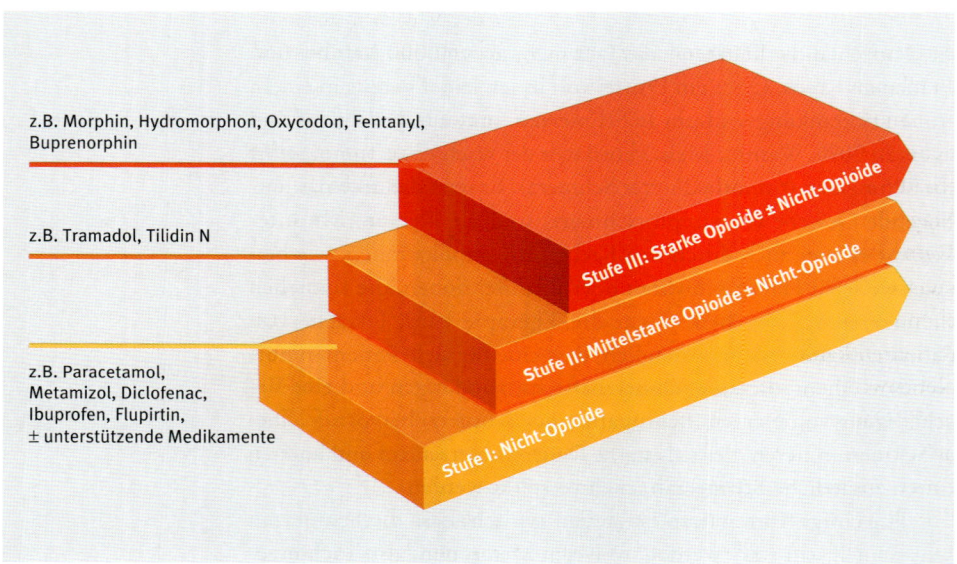

z.B. Morphin, Hydromorphon, Oxycodon, Fentanyl, Buprenorphin

z.B. Tramadol, Tilidin N

z.B. Paracetamol, Metamizol, Diclofenac, Ibuprofen, Flupirtin, ± unterstützende Medikamente

Stufe III: Starke Opioide ± Nicht-Opioide

Stufe II: Mittelstarke Opioide ± Nicht-Opioide

Stufe I: Nicht-Opioide

Stufenschema der WHO

bedeutet. Damit kann man auch den Erfolg der Schmerztherapie beurteilen.

Bedarfsgerechte Schmerztherapie: Stufenschema der WHO

Die Weltgesundheitsorganisation (WHO) empfiehlt bei Tumorschmerzen das sogenannte Stufenschema, das in der Mehrzahl der Fälle erfolgreich ist. Dabei werden zunächst Schmerzmittel vom Typ der sogenannten Nicht-Opioid-Analgetika eingesetzt. Dazu zählen beispielsweise Wirkstoffe wie Metamizol oder Diclofenac.

Wenn diese Therapie nicht ausreichend ist, werden zusätzlich Opioide gegeben. Opioide ähneln den Endorphinen, also Botenstoffen, die der Körper bei einem Schmerzreiz selbst produziert. Sie entfalten ihre Wirkung im Gehirn und Rückenmark und sorgen dafür, dass die Schmerzreize unterdrückt werden. Es gibt eine Vielzahl verschiedener Darreichungsformen, z.B. Tabletten, Kapseln oder Pflaster (transdermale Anwendung). Der Begriff „retardiertes Opioid" bei Tabletten und Kapseln bedeutet, dass der Wirkstoff im Körper über einen verlängerten Zeitraum abgegeben wird. Damit wird eine längere Schmerzfreiheit erreicht.

Stark wirksame Opioide sind im Gegensatz zu frei verkäuflichen Schmerzmedikamenten auch bei längerfristiger Einnahme nicht schädlich für die inneren Organe und verursachen keine gefährlichen Magen-Darm-Blutungen. Sie haben andere Nebenwirkungen. So können in der Anfangszeit Übelkeit und Schwindel auftreten, die meist nach kurzer Zeit wieder nachlassen bzw. durch Gabe entsprechender Medikamente gut behandelt werden können. Bei älteren Patienten kann es aber zu Stürzen kommen. Eine meist dauerhafte Nebenwirkung der Opioid-Therapie ist die Verstopfung (Obstipation). Das macht die gleichzeitige Gabe von Abführmitteln erforderlich. Beim Sonderfall Nervenschmerzen im Zusammenhang mit einem Tumor kommen die bei anderen neuropathischen Schmerzen eingesetzten Medikamente zum Einsatz (s.S. 94)

Für Patienten, deren Tumorschmerzen mit den Medikamenten des Stufenschemas nicht ausreichend beherrscht werden können, stehen minimalinvasive Verfahren zur Verfügung, die allgemein als „Spritzentechniken" bezeichnet werden. Es ist sinnvoll, sich an einen Schmerztherapeuten mit entsprechender Erfahrung zu wenden, um sich beraten zu lassen, ob eine solche Therapie infrage kommt.

Richtige Einnahme der Schmerzmedikamente

Bei Tumorschmerzen ist es wichtig, die Medikamente nach einem festen Zeitschema („nach der Uhr") einzunehmen, wobei die Wahl des Einnahmezeitpunkts sich nach den individuellen Bedürfnissen der Patienten richten sollte. So können zum Beispiel Patienten, die morgens schmerzbedingt schlecht aus dem Bett kommen, ein verzögert wirksames Opioid eine halbe Stunde vor dem Aufstehen nehmen und zwölf Stunden später die Abenddosis. Die Einnahme „nach der Uhr" ist wichtig, weil möglichst durchgehend für Schmerzfreiheit/ Schmerzlinderung gesorgt werden soll. Die Angewohnheit, ein Schmerzmedikament einzunehmen, wenn die Beschwerden unerträglich geworden sind, ist im Fall von Tumorschmerzen nicht sinnvoll.

Machen Opioide süchtig?

Bei richtiger Anwendung nicht. Dennoch haben Patienten oft Angst vor Gewöhnung – und sparen lieber an der Dosis. Eine gute Schmerztherapie fördert aber die Lebensqualität und unterstützt so die Krebstherapie. Zudem gibt es heute genügend Schmerztherapeuten, die die Einstellung und Dosisanpassung von Opioiden fachkundig begleiten. Grundsätzlich gilt: Die Dosis der Opioide muss genau entsprechend der Schmerzstärke ausgelotet werden. Dosisobergrenzen gibt es in der Regel nicht.

Schmerzspitzen – ein unabwendbares Übel?

Bei Krebspatienten, deren Schmerzen sehr schnell zunehmen, können neben dem Dauerschmerz zusätzliche Schmerzspitzen auftreten, zum Beispiel bei Bewegung oder beim Husten. Manche Patienten leiden auch ohne äußeren Anlass an diesen Schmerzspitzen. Für dieses Phänomen hat sich der Begriff „Durchbruchschmerz" eingebürgert. Zur Behandlung von Durchbruchschmerzen stehen neue Entwicklungen schnell anflutender Opioide zur Verfügung. Wichtig ist, dass Tumorschmerzpatienten neben der „Dauermedikation" mit einem Verzögerungs-Opioid bei Schmerzspitzen zusätzlich eine Bedarfsmedikation mit einem schnell den Wirkstoff freisetzenden Präparat verschrieben bekommen.

Stefan Wirz

Magen-Darm-Schmerz

Von Magen- und Darmschmerzen, die manchmal auch unter dem Oberbegriff „viszerale Schmerzen" zusammengefasst werden, sind viele Menschen betroffen. Die häufigste der sogenannten chronisch-funktionellen Darmerkrankungen, bei denen Schmerzen ein Hauptsymptom darstellen, ist das „Reizdarmsyndrom". Daneben werden auch der nicht vom Herzen kommende Brustschmerz (sog. nichtkardialer Thoraxschmerz) und der Reizmagen (sog. funktionelle Dyspepsie) zu den funktionellen Darmerkrankungen gezählt. Die für diese Krankheitsbilder typischen Schmerzen in der Magengegend bzw. dem Unterbauch gehen häufig mit weiteren Beschwerden einher. Beim Reizmagen sind dies Sodbrennen und Übelkeit, beim Reizdarm vermehrte Gasbildung im Darm, Durchfall (Diarrhö) und/oder Verstopfung (Obstipation). Viele Menschen mit Reizdarmsyndrom leiden auch unter einem Reizmagen.

Die Diagnose eines funktionellen Magen-Darm-Syndroms darf nur gestellt werden, wenn die wichtigsten Erkrankungen, auf denen die Schmerzsymptomatik beruhen könnte, ausgeschlossen wurden. Dazu zählen unter anderem chronisch-entzündliche Darmerkrankungen, Nahrungsmittelunverträglichkeiten wie Laktoseintoleranz oder Glutenunverträglichkeit und Krebserkrankungen. In der Regel reicht eine einmalige, gründliche diagnostische Abklärung zum sicheren Ausschluss dieser Erkrankungen aus; die zum Teil eingreifenden (invasiven) Untersuchungen, wie z.B. Magen-Darm-Spiegelungen, müssen also nicht regelmäßig wiederholt werden. Nur wenn sich langjährige Beschwerden plötzlich verändern, also ein Patient, der immer unter Durchfällen gelitten hat, plötzlich zu Verstopfung neigt, sollte er sich erneut gründlich ärztlich untersuchen lassen.

Ursachen für Magen-Darm-Schmerz

Die Ursachen und Umstände, die zur Entstehung und Aufrechterhaltung mit Schmerzen verbundener funktioneller Darmerkrankungen führen, sind weiterhin nicht genau geklärt. Aus heutiger Sicht scheinen eine Reihe physiologischer und psychosozialer Einflüsse sowie Lernfaktoren beteiligt zu sein. Für einen Teil der Reizdarm-

Übrigens

Patienten mit Magen-Darm-Schmerz weisen eine Verschiebung der Schmerzschwelle, eine sogenannte Hypersensibilität, für Vorgänge im Magen-Darm-Trakt auf, nicht aber für Gewebe außerhalb dieser Körperregion.

patienten wird angenommen, dass es infolge einer Magen-Darm-Infektion in der Vorgeschichte zu einer zwar geringfügigen, aber dauerhaften Veränderung der neuro-immunalen Schutzfaktoren der Darmwand gekommen ist. Diese scheint wiederum dazu zu führen, dass „innere Ereignisse", wie beispielsweise Darmeigenbewegungen (Kontraktionen oder Motilität) verstärkt und als unangenehm bzw. schmerzhaft wahrgenommen werden.

Stress und emotionale Belastungen können diese Symptome verstärken – ein Phänomen, das selbst Nicht-Betroffenen aus Phasen des Prüfungsstresses bekannt ist. Nicht umsonst heißt es im Volksmund „Etwas ist mir auf den Magen geschlagen" oder „Jemand hat sich vor Angst in die Hose gemacht".

Charakteristisch für Reizdarmpatienten und allgemein für Patienten mit funktioneller Darmerkrankung ist eine Verschiebung der Schmerzschwelle im Magen-Darm-Bereich, eine sogenannte Hypersensibilität, also eine besondere Empfindlichkeit für Vorgänge im Verdauungstrakt. Diese besondere Schmerzempfindlichkeit für Dehnungsreize bezieht sich nur auf den Verdauungstrakt und gilt nicht generell, wie Studien zeigen konnten. Diese Studien geben zudem Hinweise darauf, dass die „innere" Schmerzverarbeitung bei Patienten mit funktionellen Magen-Darm-Erkrankungen verändert ist.

Behandlungsmöglichkeiten

Chronische Magen-Darm-Schmerzen sind, insbesondere wenn der Entstehungsgrund nicht eindeutig geklärt ist, schwierig zu behandeln. Für den Patienten heißt dies, dass immer ein sehr individueller Weg zur Linderung der Beschwerden gesucht werden muss – mit dem entsprechenden Zeitaufwand. Dies kann aufgrund der ausgesprochen einschränkenden und belastenden Beschwerden unangenehm sein. Glücklicherweise drohen aber weder ein lebensbedrohlicher Verlauf noch bleibende Behinderungen.

Neben der an den Beschwerden orientierten medikamentösen Behandlung kann eine begleitende Therapie im Sinne von Verfahren zur Entspannung und Stressbewältigung sinnvoll sein, wenn Stress und Belastungen die Symptome verschlimmern. Nützt auch dies nicht, sodass die Krankheit einen sehr großen Raum im Leben der Betroffenen und ihrer Angehörigen einnimmt – häufige Krankschreibungen, subjektiv empfundene Einschränkungen in der Partnerschaft oder Sexualität etc. –, dann können schmerzpsychotherapeutische Ansätze wie Verhaltenstherapie, psychodynamische Kurzzeittherapie oder darmfokussierte Hypnose hilfreich sein (s. S. 119).

Durch diese Maßnahmen kann erreicht werden, dass die meisten Betroffenen zwar phasenweise sehr unter den Schmerzen und Beschwerden leiden – mit entsprechender Einschränkung der Lebensqualität in diesen Phasen –, dass aber viele Patienten, sobald sie mit der Diagnose „funktionelle Darmerkrankungen" vertrauter werden, die Situation gut meistern. Viele Betroffene lernen durch Selbstbeobachtung, z.B. indem sie lernen, welche Nahrungsmittel Beschwerden begünstigen, einen guten Umgang mit ihrer Erkrankung.

Frauke Musial

Fibromyalgie-Syndrom

Chronische Schmerzen in mehreren Körperregionen, oft Rücken, Armen und Beinen, sind häufig. Die Diagnose „Fibromyalgie-Syndrom" wird aber erst gestellt, wenn neben den ausgedehnten Schmerzen der rechten und linken Körperseite sowie des Ober- und Unterkörpers weitere Symptome hinzukommen. Dies sind ein Steifigkeits- oder Schwellungsgefühl der Hände, der Füße oder im Gesicht, Müdigkeit, Erschöpfung, Konzentrations- und Schlafstörungen. Alle Symptome müssen über einen Zeitraum von mindestens drei Monaten vorliegen. Häufig besteht zusätzlich eine Überempfindlichkeit für Schmerzreize, manchmal auch für Geräusche, Gerüche oder Medikamente. Früher wurde die erhöhte Schmerzempfindlichkeit über Druckpunkte, so genannte Tender Points, überprüft. Heute ist das Erfassen dieser Schmerzpunkte für die Diagnosestellung nicht mehr zwingend erforderlich. Die allermeisten Patienten mit Fibromyalgie-Syndrom sind Frauen.

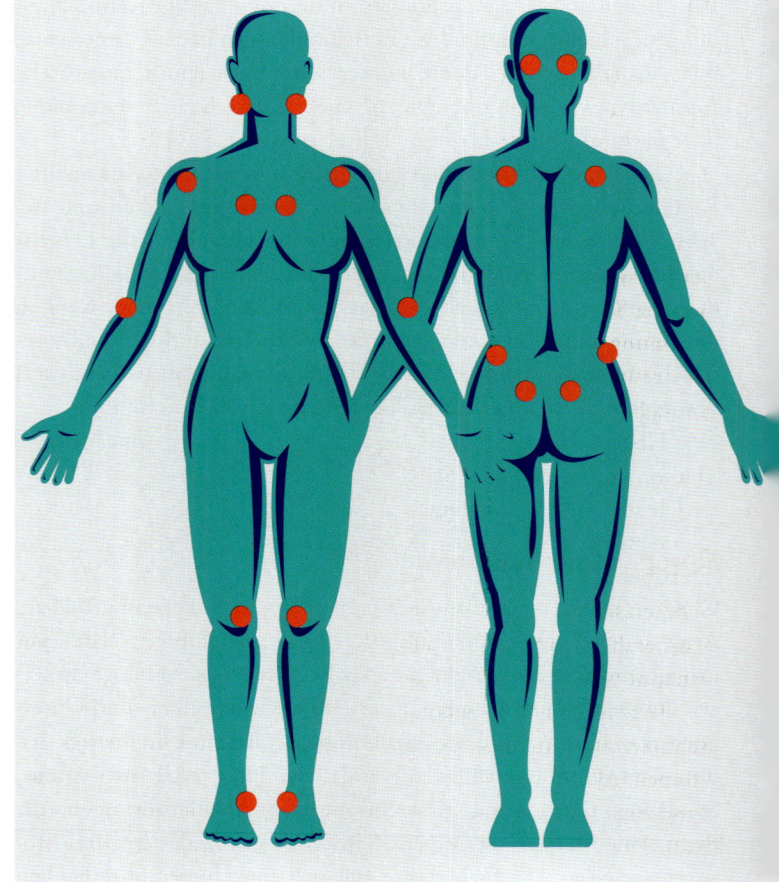

Tender Points: Punkte, die typischerweise bei Patienten mit Fibromyalgie-Syndrom schmerzhaft sind

Unklare Ursache

Der Begriff „Fibromyalgie" bedeutet wörtlich übersetzt „Faser-Muskel-Schmerz". Die Ursache des Fibromyalgie-Syndroms ist nach wie vor ungeklärt. Man weiß nur so viel: Es handelt sich nicht um eine entzündlich-rheumatische Erkrankung. Und: Auch wenn die Schmerzen in den Muskeln empfunden werden, ist das Fibromyalgie-Syndrom keine Erkrankung der Muskeln und Gelenke. Entsprechend zeigen sich auch weder Veränderungen in den üblichen Laboruntersuchungen noch Auffälligkeiten im Röntgenbild. Man spricht heute von einem „Syndrom", weil zwar ein typisches Beschwerdebild, aber kein eindeutig definiertes Krankheitsbild vorliegt.

Als Ursache wird heute unter anderem eine funktionelle Störung der Schmerzverarbeitung im Gehirn diskutiert. „Funktionell" bedeutet in diesem Zusammenhang, dass zwar typische Beschwerden vorhanden und diese nicht eingebildet sind; eine messbare Schädigung beispielsweise der Nerven liegt aber nicht vor. Dennoch ist die Funktion der Schmerzverarbeitung verändert, und zwar auch die Schmerzhemmung vom Gehirn hinunter zum Rückenmark; sie ist vermindert. Dies resultiert zusammengenommen in einer erhöhten Schmerzempfindlichkeit und Ausbreitung der Schmerzen.

Fibromyalgie-Patienten zeigen im Vergleich zu Gesunden eine stärkere Aktivierung der Schmerzzentren im Gehirn, wenn sie einen gleich starken, leicht schmerzhaften Testreiz erhalten. Sie reagieren also verstärkt auf Schmerzreize, was als Hyperalgesie bezeichnet wird. Darüber hinaus haben Fibromyalgie-Patienten eine niedrigere Schmerzschwelle, sodass normalerweise nicht schmerzhafte Reize als schmerzhaft empfunden werden – ein Phänomen, das Allodynie genannt wird.

Inzwischen weiß man, dass sozialer Stress und frühere reale Schmerzerfahrungen eine Rolle in der Schmerzentstehung spielen können. Als Risikofaktoren für die Entwicklung eines Fibromyalgie-Syndroms gelten daher physische und psychische Stressoren am Arbeitsplatz und im sozialen Umfeld. Fibromyalgie-Patienten leiden

Wichtig

Beim Fibromyalgie-Syndrom handelt es sich weder um eine entzündlich-rheumatische Erkrankung noch um eine Erkrankung der Muskeln und Gelenke. Vermutlich steckt eine funktionelle Störung der Schmerzverarbeitung im Gehirn dahinter.

sehr häufig (40–80%) zusätzlich an psychischen Erkrankungen wie einer Angststörung oder Depression; diese sollten mitbehandelt werden. Das Fibromyalgie-Syndrom führt weder zur Invalidität (z. B. Rollstuhlpflichtigkeit), noch ist die Lebenserwartung herabgesetzt.

Behandlungsmöglichkeiten

Wenn der Schmerz das ganze Leben bestimmt, ist es nicht einfach, den Blick auf eigene Kraftquellen zu lenken, deshalb aber umso wichtiger.

In der Behandlung des Fibromyalgie-Syndroms haben sich vor allem ein individuell angepasstes Ausdauertraining und eine begleitende Psychotherapie als wirksam erwiesen. Medikamente werden nur unterstützend für eine begrenzte Zeit eingesetzt. So können beispielsweise bei einem Teil der Patienten bestimmte Antidepressiva dazu beitragen, eine gewisse innere Distanz gegenüber dem Schmerz zu entwickeln und dadurch den Schmerz nicht mehr so intensiv zu empfinden. In der Therapie geht es meist nicht um Schmerzfreiheit, sondern um den Abbau von Vermeidungsverhalten und den Aufbau körperlicher und sozialer Aktivität. Es hat sich gezeigt, dass die Festlegung von kleinen und realistischen Therapiezielen dazu beiträgt, die Hilflosigkeit, in der viele Betroffene gefangen sind, zu überwinden. Grundsätzliches Ziel ist es, je nach dem Möglichkeiten des Betroffenen, durch eigene Aktivitäten, wie ein den eigenen Fähigkeiten angepasstes Ausdauertraining, Krafttraining in Maßen, Funktionstraining, meditative Bewegungstherapie, Entspannungsverfahren, Stressreduktion oder Schmerzbewältigungstraining, die Beschwerden zu lindern. Voraussetzung hierfür ist es zunächst, die eigenen Belastungsgrenzen zu erkennen und zu akzeptieren. Im nächsten Schritt geht es in der Psychotherapie darum, den bestehenden Spielraum zu nutzen und später schrittweise zu erweitern sowie die eigenen Stärken und Kraftquellen wiederzuentdecken.

Bei schweren Verläufen eines Fibromyalgie-Syndroms haben sich sogenannte multimodale Behandlungsprogramme bewährt, bei denen aufeinander abgestimmte medikamentöse, physiotherapeutische und psychologische Verfahren eingesetzt werden.

Martin von Wachter

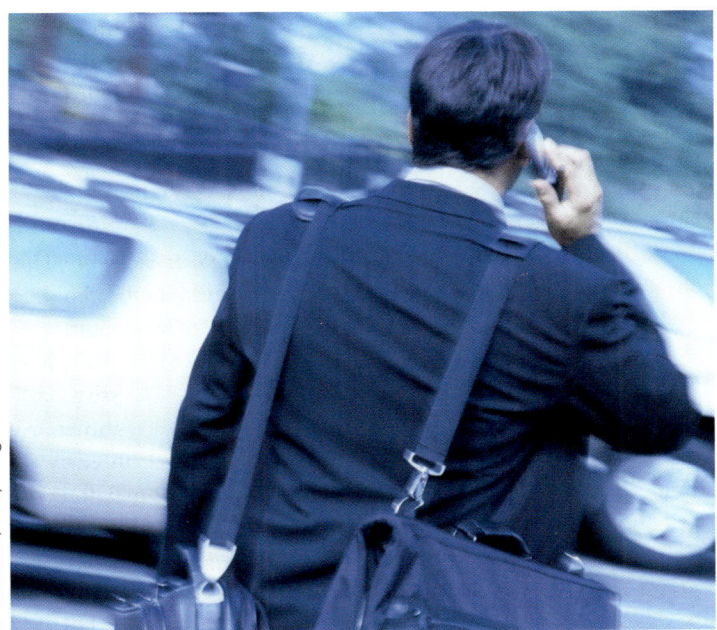

© Comstock/Getty Images

Menschen mit somatoformer Schmerzstörung sind stress- und schmerzempfindlicher als andere Menschen.

„Seelenschmerz"/Somatoforme Schmerzstörung

Die „anhaltende somatoforme Schmerzstörung" ist durch andauernde quälende Schmerzen über mehrere Monate gekennzeichnet, für die keine körperliche Ursache gefunden werden kann, welche die Beschwerden erklären würde. Die Schmerzen bestehen nur in einer Körperregion oder gleichzeitig in mehreren Regionen, wie Kopf, Rücken, Schulter, Arm, Brust, Bauch oder Unterleib. Meistens werden die Schmerzen von einer Erschöpfung begleitet; es kommen aber auch Schwindelgefühle, Magen-Darm-Beschwerden, Schwitzen, Unruhe oder Herzrasen vor. Ärzte nennen dies auch „psychovegetative" Begleiterscheinungen.

Betroffene machen häufig eine wahre Arzt-Odyssee durch. Sie werden von einem Facharzt nach dem anderen untersucht, machen sich Hoffnungen, dass endlich eine körperliche Ursache gefunden wird, und werden wieder enttäuscht: „Sie haben nichts." Nach oft jahrelangen organischen Untersuchungen ist es für die Betroffenen dann schwer, sich eine psychische Ursache ihrer Beschwerden vorzustellen. Sie sind in der Regel hilfloser als chronisch Schmerzkranke mit organischen Veränderungen wie Rheuma oder Krebs, da sie ihre Schmerzen nicht zuordnen können bzw. nicht verstehen. Auch wenn sich bei der somatoformen Schmerzstörung keine auffälligen Befunde, Laborveränderungen und/oder Auffälligkeiten im Röntgenbild finden, gibt es keinen Zweifel daran, dass die Schmerzen echt und nicht eingebildet sind.

Ursachen: Seelenschmerz macht Körperschmerz

Ursache der im Rahmen einer somatoformen Schmerzstörung erlebten Schmerzempfindungen sind keine körperlichen Störungen. Den Hintergrund dieser Schmerzerkrankung bildet vielmehr eine Störung der Schmerz- und Stressverarbeitung: Betroffene sind stress- und schmerzempfindlicher als andere Menschen. Psychischen Einflüssen kommt für den Beginn und die Aufrechterhaltung der Erkrankung eine wichtige Rolle zu. Das wird verständlich, wenn man weiß, dass das Schmerzempfinden u.a. in einem Gebiet des Gehirns entsteht, das auch Sitz der Gefühle ist. Körperschmerz und Seelenschmerz sind daher eng miteinander verwoben. So kommt es zu einer Verknüpfung von Schmerz und negativen Gefühlen, die durch Ausgrenzung, Mangelsituationen oder Verlusterfahrungen früh im Leben hervorgerufen werden. Sozialer Stress in der Ursprungsfamilie oder frühe reale Schmerzerlebnisse, beispielsweise durch Alkoholismus,

Wichtig

Durch die enge Verknüpfung sozialer und körperlicher Stress-Schmerzsysteme auf neurobiologischer Ebene wird Ausgrenzung, wie beispielsweise Mobbing am Arbeitsplatz, nicht nur subjektiv als schmerzhaft erlebt, sondern führt wie körperlicher Schmerz zu einer Aktivierung der Schmerzareale im Gehirn.

chronische Krankheit oder Scheidung der Eltern oder durch körperliche Misshandlung und emotionale Vernachlässigung, können eine Rolle spielen.

Diese Zusammenhänge lassen sich durch Durchblutungsmessungen im Gehirn sichtbar machen. Simuliert man z.B. durch ein Computerspiel, bei dem die Testperson plötzlich nicht mehr mitspielen darf, eine Ausgrenzungssituation, zeigt sich auch hier eine Aktivierung der Gehirnbereiche (neuronales Netzwerk), die bei körperlichem Schmerz aktiv sind.

Schmerzen und negative Gefühle können im späteren Leben durch körperliche oder psychosoziale Auslöser, wie beispielsweise häufige Konflikte, länger anhaltende Überforderungssituationen am Arbeitsplatz oder in der Familie oder Ausgrenzung in Form von Mobbing am Arbeitsplatz, wieder reaktiviert werden. Durch die enge Verknüpfung sozialer und körperlicher Stress-Schmerz-Systeme auf neurobiologischer Ebene wird die Ausgrenzung dann nicht nur subjektiv als schmerzhaft erlebt, sondern führt auch zu einer Aktivierung der Schmerzareale im Gehirn. Wahrscheinlich handelt es sich um ein gemeinsames Alarmsystem. Dieses Alarmsystem warnt mit den gleichen Mitteln nicht nur vor einem drohenden Verlust der sozialen Kontakte (z.B. Gruppenzugehörigkeit), sondern auch bei körperlicher Verletzung. Diese Verknüpfung hat sich wahrscheinlich in der Entwicklung des Menschen als soziales Lebewesen (Evolution) als überlebenswichtig bewährt. Auf der anderen Seite vermindern in der Regel positive Gefühle den Schmerz.

Behandlung: Psychotherapie steht im Vordergrund

In der Behandlung der anhaltenden somatoformen Schmerzstörung steht die Psychotherapie im Vordergrund. Ziel ist es, die Schmerzwahrnehmung zu verändern, zwischen Schmerz und Gefühlen unterscheiden zu lernen und den mit Schmerzen verbundenen Gefühlen einen Platz einzuräumen. Es wird versucht, andere Ausdrucksformen als den Schmerz für diese Gefühle zu finden. In der Therapie von Patienten mit somatoformen Schmerzstörungen kommt der Betrachtung der zwischenmenschlichen Beziehungen eine wichtige Rolle zu; das eigene Verhalten und die Erwartungen, die man an sich selbst und den Anderen stellt, werden reflektiert. Dies soll dazu beitragen, die eigenen Bedürfnisse und Wünsche im Rahmen der Psychotherapie (neu) zu entdecken und die Selbstfürsorge zu verbessern. Dann gelingt es eher, Überforderungssituationen zu erkennen und sich vor ihnen zu schützen. Häufig können im Verlauf der Therapie auch teils weit zurückliegende und immer noch belastende Ereignisse, Kränkungen, Enttäuschungen und Verluste angesprochen werden, wodurch Entlastung und Schmerzreduktion erfahren werden.

In der Behandlung der somatoformen Schmerzstörung geht es also weniger um Schmerzbewältigung oder „mit den Schmerzen leben" zu lernen, sondern um die psychotherapeutische Bearbeitung der zugrunde liegenden Konflikte oder andauernden Überforderungssituationen.

Auch Körper-, Musik- oder Kunsttherapie können eine wichtige Rolle spielen. Schmerzmittel bringen dagegen meist keine oder allenfalls eine kurzfristige Schmerzlinderung. In manchen Fällen können Antidepressiva dem Patienten helfen, eine gewisse Distanz gegenüber dem Schmerz aufzubauen.

Martin von Wachter

Mund- und Gesichtsschmerz

Schmerzen im Mund- und Gesichtsbereich können als Dauerschmerz oder in Attacken auftreten. Da es viele mögliche Ursachen gibt, ist eine sorgfältige Diagnostik (ärztliche Befragung und Untersuchung) die Voraussetzung einer erfolgreichen Therapie. Dabei können unterschiedliche ärztliche Fachgebiete beteiligt sein, wie Neurologie, Zahnheilkunde, Augenheilkunde und Hals-Nasen-Ohren-Heilkunde.

Schmerz im Bereich der Mundhöhle

Häufig verursachen Schleimhautentzündungen akute Schmerzen. Hervorgerufen werden sie von oberflächlichen oder tiefen Zahnfleischentzündungen, Entzündungen beim Durchbruch von Weisheitszähnen sowie bakteriellen oder durch Viren verursachten Erkrankungen des Zahnfleischs.

Natürlich können auch Zähne schmerzen: Sie reagieren empfindlich auf Temperatur- oder chemische Reize (z.B. Säure), wenn durch einen kariösen Defekt das Dentin (Zahnbein) oder bei freiliegenden Zahnhälsen das Wurzelzement freiliegt. Dies hängt damit zusammen, dass Fortsätze von Dentin-bildenden Zellen sich in Kanälen befinden, die das Dentin durchziehen und mit Nervenfasern in Verbindung stehen, die Schmerzreize weiterleiten. So kann durch äußere Einflüsse wie beispielsweise Kälte Schmerz verursacht werden.

Um verstehen zu können, warum die Ursache mancher Schmerzen im Bereich der Mundhöhle aus zahnärztlicher Sicht nur schwer erkannt wird, sollen zunächst die häufigsten und typischen Schmerzursachen betrachtet werden:

Zahnmarkentzündung (Pulpitis)

Schmerzen werden häufig durch eine Entzündung im Bereich des Nerven- und Gefäßgeflechts verursacht, das als Zahnmark (Pulpa) bezeichnet wird. Die häufigste Ursache hierfür ist eine Reizung durch eine nah an das Zahnmark heranreichende Karies (bakterielle Pulpitis). Auch Zahnmark-nahes Beschleifen eines Zahns beim Legen einer Füllung oder bei der Vorbereitung des Zahns für eine Krone können zu einer solchen Reizung führen.

In einigen Fällen beginnt der Entzündungsprozess nicht durch eine Schädigung der Zahnhartsubstanz, sondern wird durch eine Stauchung des Zahns ausgelöst – etwa bei zu hohen Füllungen oder durch Zähneknirschen- und Pressen (Entzündung des Zahnmarks ohne Bakterien oder andere Erreger = abakterielle Pulpitis).

Jeder, der bereits eine Zahnmarkentzündung hatte, wird sich an den intensiven und ausstrahlenden Schmerz erinnern: ein Drücken, Klopfen und Pulsieren, das auch nachts auftritt. Auch ein Aufbissschmerz ist typisch. Am Anfang ist der Schmerz möglicherweise nicht genau einem Zahn, manchmal noch nicht einmal einem Kiefer zuzuordnen. Zahnbezogener Entzündungsschmerz weist eine besondere Schmerzform dadurch auf, dass der Entzündungsherd von nicht-

Schmerzen werden häufig durch eine Entzündung im Bereich des Zahnmarks hervorgerufen.

dehnbaren Strukturen (Knochen, Zahn) umgeben ist. Da der Zahn infolge der Entzündung verstärkt durchblutet wird, sich die Entzündungssäfte aber nicht auf das angrenzende Gewebe ausdehnen können, entsteht im Zahn ein Druck, der das Schmerzgeschehen zusätzlich verstärkt.

Entzündung an der Wurzelspitze (apikale Parodontitis)

Hat der Zahnarzt die Ursache entfernt, bildet sich die Entzündung zurück (umkehrbare = reversible Zahnmarkentzündung) oder sie hält an und der Nerv stirbt ab (unumkehrbare = irreversible Zahnmarkentzündung). Verläuft die Entzündung langsam, kann der Nerv auch nahezu schmerzfrei und unbemerkt absterben. Es bildet sich dann jedoch später häufig ein Entzündungsherd im Knochen an der Wurzelspitze (= apikale Parodontitis). Als Behandlung wird der Kanal eröffnet, in dem sich im Zahn Blutgefäße und Nerven befinden, und Reste des Nerven bzw. der Blutgefäße werden entfernt. Der Hohlraum wird mehrfach desinfiziert, erweitert und mit einer Füllung versehen, damit keine Bakterien eindringen können. Durch zurückgebliebene Bakterien kann sich an der Wurzelspitze ein neuer Entzündungsherd bilden, der wiederum Schmerzen verursacht.

Zurückgebliebene Bakterien können eine erneute Entzündung und wieder Schmerzen hervorrufen.

Ungewöhnlicher Zahnschmerz (atypische Odontalgie)

Ähnliche Beschwerden wie die Zahnmarkentzündung oder die Entzündung an der Wurzelspitze verursacht die sogenannte atypische Odontalgie (Phantom-Zahnschmerz). Der Patient empfindet diesen lang anhaltenden Nervenschmerz an einem Zahn oder in einem Gebiet, wo ein Zahn gezogen wurde (Extraktionsareal). Der Zahnarzt findet aber bei der Untersuchung und in Röntgenbildern keine Ursache. Häufig verstärkt sich der Schmerz bei kaltem Wetter. Als Ursache nimmt man eine Schädigung von Nervenfasern im betreffenden Zahn oder in umgebenden Geweben wie beispielsweise dem Kiefer an.

Während ein Schmerz durch eine Pulpitis oft schnell beseitigt werden kann, ist bei einem Nervenschmerz (atypischer Odontalgie) eine ausgiebige Diagnostik wichtig. Eine vorschnelle Wurzelbehandlung oder das Ziehen eines Zahns oder gar auch angrenzender Zähne wird den Nervenschmerz nicht bessern – sogar eine Verschlechterung ist möglich.

Allerdings erfordert dies ein hohes Maß an Geduld für den Patienten im eigenen Interesse. Die interdisziplinäre Behandlung der atypischen Odontalgie ist ähnlich wie die des atypischen Gesichtsschmerzes (s. u.).

Syndrom der brennenden Zunge oder des brennenden Mundes (Burning-Mouth-Syndrom)

Unter den brennenden Schmerzen im Bereich des Mundes und der Zunge leiden überwiegend Frauen im höheren Lebensalter, der Leidensdruck ist sehr hoch. Die Ursache der Erkrankung ist letztlich nicht völlig geklärt und liegt möglicherweise in einer Schädigung dünner Nervenfasern, die die Zunge und den Mundbereich versorgen.

Schmerz im Bereich des Gesichtes

Typischer und atypischer Gesichtsschmerz

Der „typische Gesichtsschmerz" schießt blitzartig elektrisierend wie ein Stromschlag im immer gleichen Bereich des Gesichtes ein, der „atypische Gesichtsschmerz" wird dagegen dumpf in der Tiefe wahrgenommen und ist dauerhaft vorhanden.

Trigeminusneuralgie

Bei einer Trigeminusneuralgie kommt es zu plötzlich einschießenden, nur Sekunden andauernden, elektrisierenden Schmerzen in einem oder zwei benachbarten Ästen des Nervus trigeminus (großer Gesichtsnerv mit drei Endästen). Solche Attacken können spontan auftreten oder beim Kauen, Sprechen oder Zähneputzen ausgelöst werden – manchmal reicht auch bereits kalter Wind. Meistens lässt sich keine Ursache der Erkrankung aufdecken. Frauen sind häufiger betroffen als Männer. Die meisten Erkrankten sind im höheren Lebensalter, die Krankheit kann aber auch bei Kindern und jungen Erwachsenen auftreten. Insbesondere dann ist es jedoch wichtig, mit einer Kernspintomografie des Kopfes und einer neurologischen Untersuchung andere Ursachen einer Trigeminusneuralgie auszuschließen, beispielsweise eine Entzündung des Nerven im Austrittsbereich aus dem Hirnstamm.

Eine Trigeminusneuralgie tritt häufiger im Winter als im Sommer auf und kann sich auch in kurzen Abständen wiederholen und wieder

Typisch für die Trigeminusneuralgie sind die blitzartig einschießenden Gesichtsschmerzen.

verschwinden. Häufigste Ursache ist ein im Bereich des Hirnstamms gelegenes Gefäß, das durch die sich ständig wiederholende Pulswelle den Trigeminusnerv beim Austritt aus dem Hirnstamm reizt und schädigt (neurovaskuläre Kompression = Druckschädigung des Nerven durch den Gefäß-Nerven-Kontakt). Eine Entzündung im Bereich einer Zahnwurzel kann zu ähnlich elektrisierenden Schmerzen führen wie bei einer Trigeminusneuralgie. Deshalb sollte man sich zahnärztlich untersuchen und gegebenenfalls eine Röntgenaufnahme der Zähne anfertigen lassen, wenn die Trigeminusneuralgie im zweiten oder dritten Ast (im Ober- oder Unterkieferbereich) ausgeprägt ist.

Die Trigeminus-neuralgie wird überwiegend mit Medikamenten behandelt.

Eine Trigeminusneuralgie wird in erster Linie mit Medikamenten, sogenannten Antikonvulsiva, behandelt. Diese bei Epilepsie eingesetzten Arzneimittel vermindern die Nervenaktivität und „beruhigen" so den Schmerz. Lässt sich auf diesem Wege keine Linderung erzielen, kann möglicherweise einer der folgenden operativen Eingriffe helfen:

>> **Operation nach Jannetta:** Im Bereich des Gefäß-Nerven-Austritts aus dem Hirnstamm wird ein Teflonpolster zwischen Gefäß und Nerv eingelegt, um den Nerven zu schützen. Dieser Eingriff hat eine sehr gute Ansprechrate.

>> **Thermokoagulation** (Erhitzung) oder Ballonkompression im Bereich des Nervenknotens (Ganglion trigeminale). Auch diese Verfahren sind gut wirksam. Häufig kommen die Beschwerden nach einigen Jahren aber wieder.

Alle Eingriffe haben gewisse Risiken (z.B. Entstehung einer Taubheit im Gesicht), und die Erfolgsaussichten hängen sehr von der Erfahrung des Operateurs ab.

Atypischer Gesichtsschmerz

Ein Gesichtsschmerz, der nicht dem Nervenschmerz (Neuralgie) zugeordnet werden kann, wird als „atypisch" bezeichnet. Die Internationale Kopfschmerzgesellschaft wählte dafür die Bezeichnung „idiopathischer anhaltender Gesichtsschmerz", die sich jedoch noch nicht vollständig durchgesetzt hat. Der Wort „idiopathisch" bedeutet, dass die Ursache nicht bekannt ist.

Der atypische Gesichtsschmerz betrifft Frauen häufiger als Männer und überwiegend das mittlere und höhere Lebensalter. Die

Schmerzen werden häufig im Gesicht im Bereich des Oberkiefers oder unterhalb des Auges empfunden. Typisch ist, dass sie sich oft nicht genau zuordnen lassen oder die Zuordnung wechselt. Es handelt sich meist um einen dumpfen, drückenden und in der Tiefe nicht genau einzugrenzenden Schmerz. In aller Regel ist das Berührungsempfinden im Gesicht ungestört. Gelegentlich besteht eine Überempfindlichkeit im betroffenen Schmerzbereich. Da der Schmerz in der Tiefe und dumpf lokalisiert ist, suchen die Betroffenen häufig Hals-Nasen-Ohren- und Zahnärzte auf. Nicht selten werden Zähne gezogen (Zahnextraktionen), zahnärztliche Restaurationsarbeiten oder HNO-ärztliche Eingriffen an den Nasennebenhöhlen durchgeführt. In aller Regel verschwinden die Schmerzen hierdurch aber nicht. Unter der irrtümlichen Annahme, dass sich eine Ursache der Beschwerden aufdecken und behandeln ließe, werden solche Behandlungen dann oftmals erfolglos wiederholt. Tatsächlich ist es jedoch so, dass in dieser Situation jeder weitere Eingriff zur Chronifizierung des Schmerzbildes und zur Ausbreitung der Beschwerden beitragen kann. Eine psychotherapeutische Mitbehandlung kann hier wichtig sein. Frustration über erfolglose Ursachensuche und fehlgeschlagene Behandlungen, die mit Schmerzen und Kosten einhergehen, führen häufig dazu, dass die Patienten ratlos, mutlos oder depressiv verstimmt werden. Psychische Begleitbeeinträchtigungen, wie Depressionen und Angststörungen sind beim atypischen Gesichtsschmerz allerdings genauso häufig anzutreffen wie bei anderen Schmerzerkrankungen.

> Der atypische Gesichtsschmerz wird dumpf drückend in der Tiefe empfunden.

Wenn andere Erkrankungen sorgfältig ausgeschlossen wurden, sollte ein Patient mit atypischem Gesichtsschmerz oder atypischem Zahnschmerz (Odontalgie) zunächst aufgeklärt werden, dass er unter einer eigentlich harmlosen Erkrankung leidet, die sich häufig auch wieder zurückbildet. Damit die Erkrankung nicht chronisch wird, sollten keine operativen Eingriffe durchgeführt werden. In der Behandlung kann beispielsweise ein trizyklisches Antidepressivum gegeben werden. Unterstützend können Massage, Kälte- oder Wärmeanwendungen im Gesicht sowie andere manuelle Verfahren hilfreich sein. Eine zusätzlich bestehende Depression oder Angststörung sollte gezielt medikamentös oder psychotherapeutisch behandelt werden. Da die

> Keine operativen Eingriffe durchführen!

Betroffenen oft schon jahrelang unter ihrer Erkrankung leiden, ist auch ein multimodales Behandlungsprogramm nicht immer erfolgreich. Sinnvoll ist die Kombination aus medikamentöser Therapie, Entspannungsverfahren (z.B. progressive Muskelrelaxation nach Jacobson) und Ausdauersport sowie eine gezielte psychotherapeutische Mitbetreuung bei hohen psychosozialen Belastungen.

Craniomandibuläre Dysfunktion (CMD)

Ursachen der Schmerzen bei CMD: Veränderungen des Kiefergelenks oder der Kaumuskulatur

Bei der craniomandibulären Dysfunktion (auch als Myoarthropathie bezeichnet) sind das Kiefergelenk oder die Kaumuskulatur betroffen, insbesondere der Masseter-Muskel (gut tastbar beim Zubeißen und Entspannen am Kieferwinkel schräg unter dem Ohrläppchen) und der Schläfenmuskel. Das Kiefergelenk besteht aus Ober- und Unterkiefer sowie einem dazwischen liegenden Knorpelscheibchen, auf dem der Gelenkanteil des Unterkiefers bei Unterkieferbewegungen entlanggleitet. Veränderungen des Knorpelscheibchens können zu Knackgeräuschen des Unterkiefers führen, die jedoch häufig nicht schmerzhaft sind und nicht behandelt werden müssen. Anhaltende Schmerzen können einerseits durch Verschleiß oder entzündliche Veränderungen des Kiefergelenks verursacht werden, andererseits durch Verspannungen der Kaumuskulatur, z.B. durch Zähnepressen oder -knirschen, was häufig stressbedingt ist. Dabei kann es auch zu ausstrahlenden Schmerzen in andere Gesichtsbereiche und die Zähne kommen. Häufig ist dieser Kopfschmerz am Morgen am stärksten ausgeprägt (da das Knirschen sehr häufig in der Nacht geschieht) und schläfenbetont. Er kann einseitig betont sein.

Als Therapie wird eine Aufbissschiene empfohlen, die das Gelenk entlastet und über eine Änderung der Position der Strukturen die erlernten Bewegungsmuster (Zähneknirschen und -pressen) entkoppeln soll. Auch Physiotherapie (Krankengymnastik) bewirkt bei muskulären Beschwerden sehr häufig eine Besserung, ebenso wie Eigenmassage der Kaumuskulatur durch den Patienten. Empfehlenswert sind auch das Erlernen der progressiven Muskelentspannung nach Jacobson sowie ein gezielter Umgang mit Stress. Bei besonderen Belastungsfaktoren ist die Inanspruchnahme einer psychologischen

Beratung, ggf. auch eine psychotherapeutische Betreuung, sinnvoll. Zusätzlich können vom Arzt trizyklische Antidepressiva in niedriger Dosierung verordnet werden, die als Nebeneffekt auch müde machen und etwas entspannen.

Bei verschleißartigen Veränderungen des Kiefergelenks kann die Abtragung von Knorpelresten helfen, bei entzündlichen Veränderungen die Einnahme entzündungshemmender Medikamente. Beachtet werden sollte, dass muskuläre Beschwerden der Kaumuskulatur auch die Kopfschmerzhäufigkeit bei Kopfschmerzpatienten (vor allem von Migräne und Kopfschmerz vom Spannungstyp) erhöhen können.

Mund- und Gesichtsschmerz bei Kopfschmerzerkrankungen

Bei einem Migräneanfall können die Schmerzen auch das Gesicht erfassen, insbesondere den Bereich von Stirn und Augen. Migräneschmerzen sind meistens von pulsierend-stechendem Schmerzcharakter und intensiv ausgeprägt. Begleitet werden sie von Übelkeit, manchmal auch Erbrechen, Licht- und Geräuschempfindlichkeit sowie dem Bedürfnis, sich zurückzuziehen und auszuruhen. Strahlen diese Schmerzen in das Gesicht aus, stellen sich viele Patienten irrtümlich zur weiteren Diagnostik bei einem Hals-Nasen-Ohren- oder Augenarzt vor. Zur Diagnose einer Migräne ist eine körperliche, klinisch neurologische Untersuchung sinnvoll, die vor allem dem Ziel dient, andere Erkrankungen nicht zu übersehen. Nur wenn Anhaltspunkte für andere Erkrankungen vorliegen, sind bildgebende Verfahren (Computertomografie oder Kernspintomografie des Schädels) oder weitere Untersuchungen notwendig.

Für Patienten mit Migräneerkrankung kann auch eine routinemäßige zahnärztliche Behandlung durch grelles Licht und laute Geräusche zur Qual werden. Dann empfiehlt sich das Tragen einer Augenmaske und zum Absaugen von Flüssigkeiten in der Mundhöhle die Verwendung eines kleinen Absaugers, der weniger Lärm erzeugt. Manchen Patienten kann mitgebrachte Musik helfen, die über Kopfhörer gehört wird.

Doreen Pfau, Charly Gaul

3 Besonderheiten bei Schmerz

Schmerz und Schlaf

Schlaf ist ein biologisches Grundbedürfnis wie Hunger oder Durst. Erholsamer Schlaf ist daher eine der wichtigsten Voraussetzungen für körperliche, geistige und seelische Gesundheit. Kein Wunder also, dass der Mensch etwa ein Drittel seines Lebens schlafend verbringt. Schmerzen verhindern allerdings oftmals einen ungestörten Schlaf. Bis zu 80% aller Patienten mit chronischen Schmerzen leiden gleichzeitig an ausgeprägten Schlafstörungen, so das Ergebnis von Studien.

Schmerzpatienten haben Probleme mit dem Ein- und Durchschlafen, was zu einer oft erheblichen Tagesschläfrigkeit führt. Zu den nächtlichen, bewusst wahrgenommenen Schlafunterbrechungen – dem „zerhackten" Schlaf – kommen vermehrt sogenannte „Arousals". Das sind kurze Weckreaktionen, die im EEG (Elektroenzephalogramm = Ableitung von Gehirnströmen) ablesbar sind, an die sich der Patient aber nicht erinnert.

Je schlechter Schmerzpatienten schlafen, umso stärker empfinden sie ihr Leiden. Außerdem äußern sich Begleitsymptome wie Depressionen und Ängste stärker. Die möglichen Folgen dieser Schlafstörungen sind vermehrte Spannungen in Familie und Beruf und eine erhebliche Beeinträchtigung der Leistungsfähigkeit.

Auf welche Art und Weise Schmerzen Einfluss auf das Schlafgeschehen nehmen, wurde erst in den letzten Jahren verstärkt untersucht. Besonders in der Einschlafphase wird der Mensch davon beeinflusst, mit welchen Empfindungen, Gedanken und Stimmungen er ins Bett geht. So können starke Schmerzen, aber auch sorgenvolle Gedanken und belastende Gefühle wie Angst, Trauer oder Wut so „aufwühlen", dass man erst mit erheblicher Verzögerung in den Schlaf findet. Das Einschlafen erfolgt über mehrere Stufen der „Versenkung", die nicht bewusst erlebt werden. Während dieser Phase der Versenkung können Schmerzen zusätzlich provoziert werden, wenn der Körper durch intensives „Miterleben" des Traumgeschehens „ruckartige" Muskelbewegungen macht oder es aufgrund stärkerer äußerer oder innerer Reize zu reflektorischen Muskelzuckungen kommt.

Nachdem sich das Gehirn mehr und mehr von den Außenreizen distanziert hat, folgt die erste Tiefschlafphase und danach ein stetiger Wechsel von tiefen und flachen/leichten Schlafphasen. Die Länge der jeweiligen Phasen ist altersabhängig. Untersuchungen bestätigen, dass sich der Körper in diesen Tiefschlafphasen besonders erholt, stärkt und Heilungsprozesse in Gang setzt. Tiefschlafmangel führt daher zu einer allgemeinen körperlichen Schwächung. Darüber hinaus setzt er nicht nur die Schmerzschwelle herab, sondern erhöht auch die Schmerzempfindlichkeit. Die Schwelle, ab der ein Reiz als schmerzhaft empfunden wird, sinkt, ebenso die Schmerztoleranz. Das führt dazu, dass Schmerzen schneller als unerträglich empfunden werden. Ein Beispiel: Versuchspersonen, die man daran hindert, in den Tiefschlaf zu sinken, werden empfindlicher für Muskel-Skelett-Schmerzen und klagen häufiger über Gelenkschmerzen und -steife.

Bei vielen Schmerzpatienten ist nicht nur der Tiefschlaf, sondern auch der Traumschlaf beeinträchtigt. Traumschlaf erfolgt in Phasen des „leichten" Schlafs, aus dem man schneller aufwachen kann, z.B.

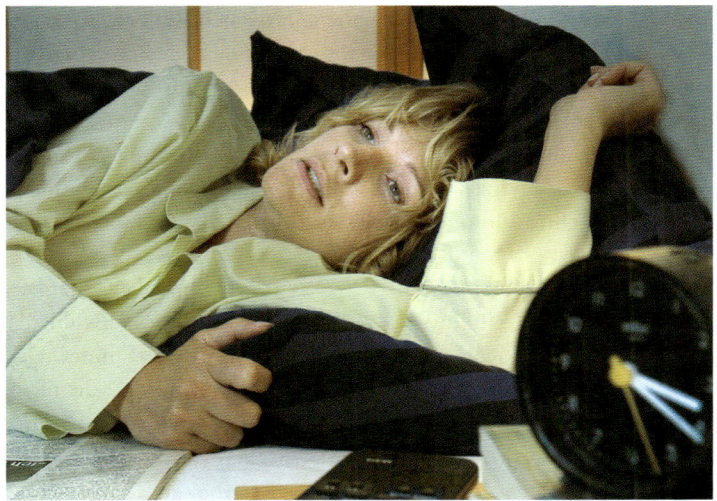

Je schlechter Schmerzpatienten schlafen, desto stärker empfinden sie ihr Leiden.

> ### Übrigens
>
> Menschen, die in der Nacht vor einem diagnostischen oder therapeutischen Eingriff schlecht schlafen, leiden nach der Operation verstärkt unter Schmerzen.

durch Geräusche, Schmerzen oder Kälte. Nur wenn wir während des Träumens erwachen, können wir uns an Träume erinnern. Insofern hat der „leichte" Schlaf eine große Bedeutung. Träume sind aber nicht notwendigerweise ein „Spiegel der Seele", der uns unsere tiefsten Wünsche und Ängste offenbart, denn sie sind zumeist Reaktionen auf Nervenreize. Doch manche Träume handeln von unserer Lebenssituation. Sie haben eine „reinigende", verarbeitende und psychisch stabilisierende Wirkung, auch im Hinblick auf „belastende" Lebenssituation. So wurde gezeigt, dass der Traumschlaf wesentlich die geistige Leistungsfähigkeit (u.a. Denken, Konzentration, Lernen) und seelische Ausgeglichenheit mitbeeinflusst.

Die Ursachen von Durchschlafstörungen sind weniger gut untersucht. Neben Umweltfaktoren (u.a. Lärm, Temperatur, Matratzenqualität, Alkoholgenuss) spielen körperliche Ursachen wie beispielsweise Schmerzen eine Rolle. Als häufigste und häufig nicht erkannte psychologische Ursachen sind Trauer (Depression) und Angst zu nennen, die dem Betroffenen in ihrem Ausmaß so nicht bewusst sein müssen.

Zusammengenommen erklären diese Wechselwirkungen, warum schlafgestörte Schmerzpatienten sich in einem Teufelskreis befinden, der zur Aufrechterhaltung der Schmerzstörung beitragen kann.

Keine vorschnelle Selbstmedikation

Der Griff zur Schlaftablette erscheint oft als einzige Lösung, um wieder ruhig schlafen zu können. Wichtig zu wissen ist, dass einige Schlafmittel massiv in das Schlafgeschehen eingreifen. Sie verkürzen nicht nur den Tiefschlaf, sondern auch das Traumgeschehen, sodass sich die Qualität der körperlichen, seelischen und geistigen Erholung verringert.

Klassische Schlafmittel aus der Gruppe der sogenannten Benzodiazepine haben erhebliche Nachteile. Sie können zwar kurzfristig den Schlaf verbessern. Die Wirkung lässt jedoch häufig nach Wochen nach, sodass die Dosis erhöht werden muss, was langfristig zu einer Abhängigkeit führen kann. Zudem wirken sie nicht eigenständig gegen Schmerzen. Diese Medikamentengruppe ist daher zur Behandlung schmerzbedingter Schlafstörungen nicht geeignet. Nach längerer Einnahme der Schlafmittel kommt es nach Absetzen des Medikaments nicht selten vor, dass Betroffene mehrere Nächte lang von „schweren Alpträumen" belastet werden, die zu einem sehr unruhigen Schlaf führen. Mancher Schlafgestörte glaubt dann, er würde mit Schlafmittel besser schlafen. Es handelt sich aber nur um eine vorübergehende Nebenwirkung des Entzugs. Ein Entzug bei Schlafmittelabhängigkeit sollte daher immer unter ärztlicher Begleitung durchgeführt werden.

Auch Wirkstoffe von Schmerzmitteln können die Schlafphasen negativ beeinflussen. Opioide beeinträchtigen den Tief- und Traum-Schlaf – also genau jene Schlafstadien, die für unsere Erholung so wichtig sind. Daher ist es sinnvoller, den Schmerz durch geeignete Schmerzmedikamente oder alternative Lösungen so zu reduzieren, dass der Schlaf in seiner Struktur und Funktion nicht beeinträchtigt wird. Umgekehrt gilt, dass eine wirksame Behandlung der Schlafstörungen die allgemeine Befindlichkeit von Schmerzpatienten verbessert und so letztlich die Schmerzbehandlung unterstützt. Schlafstörungen von Schmerzpatienten sollten in jedem Fall sehr ernst genommen werden.

Hans-Günter Nobis

Schmerz bei Kindern und Jugendlichen

Schmerzen sind auch bei Kindern und Jugendlichen (im Folgenden: Kinder) ein häufiges Phänomen. Im Schnitt leidet jedes fünfte Kind mindestens einmal pro Woche unter Schmerzen – am häufigsten Kopfschmerzen, gefolgt von Bauch- und Rückenschmerzen. Meist werden die Kinder aber durch diese Beschwerden nicht sehr belastet, denn sie wenden automatisch naturgegebene Schmerzbewältigungsstrategien an, wie Ablenkung und das Einlegen von Ruhepausen.

In jedem Fall sollten Sie die Schmerzen Ihres Kindes ernst nehmen und es bei der Schmerzbewältigung unterstützen. So können Sie es ermuntern, aktiv etwas zu unternehmen, was ihm normalerweise Spaß macht, oder es zum Ausruhen bringen, wenn der Alltag zuvor sehr stressig war. Ausruhen sollte aber nicht die Methode der Wahl sein, da vermehrte Schonung bei Schmerzen auf Dauer zu häufigeren und stärkeren Schmerzen führen kann. Bitte fragen Sie auch nicht ständig nach den Schmerzen, da dies Ihr Kind wieder an die Schmerzen erinnert und ihm nicht hilft.

Wenn Kinder häufiger über Schmerzen klagen, sollte auf jeden Fall ein Kinderarzt aufgesucht werden. Zum Glück kann er in den meisten Fällen eine organische Ursache ausschließen. Das bedeutet allerdings nicht, dass sich Ihr Kind die Schmerzen einbildet oder simuliert, sondern lediglich, dass beispielsweise keine entzündliche Ursache festgestellt werden konnte. Verspannungen in Nacken oder Rücken bzw. Verkrampfungen im Darm können aber ebenso starke Schmerzen verursachen, sie sprechen aber auf Schmerzmittel nicht oder nur wenig an. Es ist daher ratsam, Kindern Schmerzmedikamente nur nach Rücksprache mit dem Kinderarzt oder einem ärztlichen Kinderschmerztherapeuten zu verabreichen und – wegen möglicher Nebenwirkungen – die Einnahme nach Rücksprache mit dem Arzt auch wieder zu beenden, wenn der gewünschte Effekt nicht eingetreten ist. In manchen Fällen, wie z.B. der kindlichen Migräne, reichen allgemeine Maßnahmen wie aktive Ablenkung oder die Veränderung von Lebensgewohnheiten nicht aus, und es ist zusätzlich eine medikamentöse Schmerztherapie erforderlich.

Chronische Schmerzen: alle Folgen im Blick

Etwa 3–4% aller Kinder leiden an sogenannten chronischen Schmerzen, d.h., sie leiden über mindestens drei Monate mehrmals pro Woche unter Schmerzen, die das Leben zur Qual machen können. Die vielen medizinischen Untersuchungen bleiben in der Regel ohne fassbares Ergebnis oder erklären nicht, warum das Kind unter so ausgeprägten Schmerzen leidet. Gut gemeinte Ratschläge von besorgten Freunden, Verwandten oder auch Lehrern belasten Kind und Eltern zusätzlich.

Übrigens

Kinder helfen sich bei Schmerzen oft instinktiv selbst, indem sie sich ablenken oder eine Ruhepause einlegen. Treten die Schmerzen allerdings häufiger auf, sollte auf jeden Fall ein Kinderarzt aufgesucht werden.

In diesen Fällen besteht Handlungsbedarf. Kinder mit chronischen Schmerzen sind gefährdet, eine psychische Störung zu entwickeln. Vor allem Ängste, Schulprobleme und Depressionen können die Folge unzureichend behandelter chronischer Schmerzen sein. Umgekehrt zeigen viele Studien, dass eine hohe emotionale Belastung des Kindes, z.B. aufgrund familiärer oder schulischer Konflikte, zu chronischen Schmerzen führen kann. Auch eine vermehrte, auf körperliche Beschwerden gerichtete Besorgnis der Eltern oder chronische Schmerzen bei einem Elternteil erhöhen die Wahrscheinlichkeit, dass ein Kind chronische Schmerzen entwickelt.

Eine gute Schmerztherapie sollte alle diese Faktoren berücksichtigen. Eine Hilfe bietet auch der speziell an den Bedürfnissen chronisch schmerzkranker Kinder ausgerichtete Ratgeber „Rote Karte für den Schmerz. Wie Kinder und ihre Eltern aus dem Teufelskreislauf chronischer Schmerzen ausbrechen" (s. Literatur, S. 161). Er vermittelt erste Anhaltspunkte, wie Sie und Ihr Kind mit den Schmerzen richtig umgehen. Bessern sich die Schmerzen durch die beschriebenen Maßnahmen langfristig nicht, sollten Sie eine auf Kinderschmerztherapie spezialisierte Einrichtung aufsuchen.

Michael Dobe

Schmerz im Alter

Chronische, also langfristig anhaltende Schmerzen nehmen im höheren Lebensalter zu. Sie werden jedoch seltener als bei jüngeren Menschen angemessen behandelt. Dies ist zum Teil darauf zurückzuführen, dass

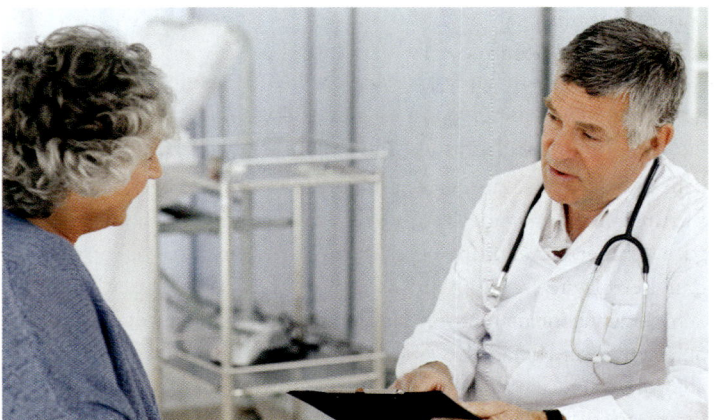

© Wavebreak Media/Thinkstock

Fragt der Arzt nicht nach Schmerzen, sollten Sie von sich aus das Thema anschneiden.

ältere Personen häufig nicht nur unter Schmerzen, sondern auch unter zahlreichen anderen Symptomen und Erkrankungen leiden. Die Folge ist, dass der Schmerz wegen anderer, mitunter lebensbedrohlicher Erkrankungen nicht das einzige Ziel der therapeutischen Bemühungen sein kann. So müssen die Schmerzmedikamente sorgfältig mit anderen erforderlichen Medikamenten abgestimmt werden, was nicht nur die Therapie, sondern auch die Diagnostik erschweren kann.

Besondere Probleme mit der Schmerzdiagnostik und -therapie ergeben sich, wenn die geistigen (kognitiven) Fähigkeiten eingeschränkt sind, d.h. bei Demenz. Je älter die Menschen sind, desto größer wird die Wahrscheinlichkeit, dass die geistigen Fähigkeiten beeinträchtigt sind und dass mehrere Medikamente eingenommen werden. Hinzu kommt ein im Alter veränderter Stoffwechsel, sodass je nach biologischem Alter des Patienten andere Therapiestrategien als bei Jüngeren eingesetzt werden müssen.

Schmerz thematisieren

Ein weiteres Hindernis der Schmerztherapie im Alter beruht auf der Vorstellung, dass Schmerzen im Alter normal seien. Die Folge: Ältere berichten weniger spontan als Jüngere über Schmerzen. Da diese Auffassung auch Ärzten nicht fremd ist, fragen sie umgekehrt ältere Patienten oft nicht nach Schmerzen. Schmerz bei Älteren wird also häufig übersehen. Das bestätigt eine Befragung von Patienten über 70 Jahren: 15% gaben erst auf Nachfrage ihrem Hausarzt nicht bekannte Schmerzen an und waren dementsprechend nicht behandelt. In Alten- und Pflegeheimen ist dies noch häufiger der Fall. Für eine gute Schmerzbehandlung von älteren Patienten ist es daher wichtig, dass Betroffene wenn irgend möglich Personal und Ärzte über ihre Schmerzen informieren und dass Ärzte und Pfleger aktiv nachfragen, ob Schmerzen vorliegen.

Diese Kommunikation ist bei geistig verwirrten oder dementen Personen, die nicht mehr in der Lage sind, den erlebten Schmerz zu benennen, kaum möglich. Die Folge: Weil der Schmerz nicht erkannt wird, erhalten sie auch keine Schmerzmedikamente. Das muss nicht so sein. Denn auch an bestimmten Verhaltensweisen wie Stöhnlauten oder dem Zusammenziehen der Stirn bei einem Lagewechsel lässt sich erkennen, dass Schmerzen vorliegen. Eine Hilfe für Angehörige und Pflegende können hier Beobachtungsbögen (Punkteskalen) sein, zum Beispiel die von der Deutschen Schmerzgesellschaft (DGSS) erarbeitete BESD-Skala (**BE**urteilung von **S**chmerzen bei **D**emenz).

?

Gute Frage:
Wie erkennt man Schmerzen bei Patienten mit Demenz?

›› **Indirekte Hinweise** sind gequälte Laute, Stöhnen, Weinen oder Schreien, unerklärliche Aggression, verzerrte Mimik, Schonhaltungen, Unruhe, Abwehr der Pflege, Appetitmangel, Schlafstörungen.

›› **Mögliche körperliche Hinweise** sind ein Pulsanstieg, flache Atmung, Blässe, Schwitzen und eine angespannte Muskulatur.

> ### Wichtig
>
> Schmerz bei Älteren wird häufig übersehen! Ärzte und Pfleger
> sollten aktiv nachfragen, ob Schmerzen vorliegen.

Schmerzmedikamente altersgerecht einsetzen

Grundsätzlich können alle Medikamente, die bei jüngeren Personen
in der Schmerztherapie eingesetzt werden, auch bei älteren zur
Anwendung kommen. Durch den bei älteren Menschen veränderten
Stoffwechsel ist aber das Risiko unerwünschter Wirkungen erhöht.
Deshalb sind bestimmte Vorsichtsmaßnahmen sinnvoll. Insbe-
,sondere Ältere sollten frei in der Apotheke erhältliche Schmerzmedikamente nicht über längere Zeit ohne Rücksprache mit dem Arzt
einnehmen. Bei unkontrolliertem Dauergebrauch der antientzünd-
lich und schmerzlindernd (analgetisch) wirksamen Medikamente
der Stufe 1 des Schmerztherapie-Stufenschemas der Weltgesundheitsorganisation (s. S. 46 und S. 91) können unerwünschte Wirkungen
wie Magenbluten, Leber- und Nierenschädigung auftreten. Werden
sie in der Therapie chronischer Schmerzen langfristig eingesetzt,
sollte regelmäßig die Magen-, Leber- und Nierenfunktion untersucht
werden.

Erfordern die Schmerzen die Verordnung von Schmerzmitteln
der Stufe 3, sogenannten Opioiden, so gilt es zu bedenken, dass sich
der Organismus des älteren Patienten erst an ihre Effekte gewöhnen
muss. Sie sollen daher zunächst unterdosiert, d.h. in einer Dosierung
gegeben werden, die den Schmerz noch nicht kontrolliert. Nach und
nach wird die Dosis dann bis zur wirksamen Dosis gesteigert. Würde die Therapie mit einer Dosis begonnen, wie sie bei Jüngeren üb-
lich ist, könnte das zu Benommenheit und Gleichgewichtsstörungen
führen. Das schrittweise Vorgehen soll die Sturzgefahr unter der
Therapie gering halten. Unter einer Therapie mit Opioiden kann es
insbesondere bei älteren Patienten zu Verstopfung (Obstipation)
kommen, die idealerweise ab Beginn der Therapie vorsorglich mitbehandelt werden sollte.

Nicht-medikamentöse Verfahren: eine wichtige Ergänzung

Der Schmerz kann häufig erst dann ausreichend beherrscht werden, wenn die Schmerzmedikation durch nicht-medikamentöse Therapieverfahren ergänzt wird. Besonders wichtig ist hierbei ein körperliches Training, das in Häufigkeit und Belastung der Leistungsfähigkeit des älteren Menschen angepasst werden muss. Jede Form von körperlicher Aktivität, welche die Beweglichkeit, Kraft und Ausdauer fördert, ist geeignet. Eine Unterstützung durch Physiotherapeuten oder Sporttherapeuten ist hilfreich. Weiterhin können je nach Situation auch psychologische Verfahren, vor allem in Form von Entspannungsverfahren und Hilfen zur Bewältigung des Schmerzes, zum Einsatz kommen. Es gilt, die Aufmerksamkeit gezielt vom Schmerz abzuziehen und auf positive Erlebnisse zu richten, um so die Lebensqualität zu fördern.

Wenn die Schmerztherapie den Erfordernissen des höheren Alters angepasst wird, kann sie ähnliche Erfolge vorweisen wie bei jüngeren Personen. Betroffene sollten in Zusammenarbeit mit dem Arzt ein Schmerztagebuch führen, in dem die Behandlung und deren Erfolge dokumentiert werden (s. S. 88).

Heinz-Dieter Basler

Schmerz und Geschlecht

Unterscheiden sich Frauen und Männern, wenn es um Schmerzen geht? Dieser Frage wird erst in den letzten Jahren wissenschaftlich nachgegangen. Weitgehend Einigkeit besteht bei der Annahme, dass Frauen und Männer generell Schmerzen unterschiedlich äußern und wahrscheinlich unterschiedlich empfinden. Geteilter Meinung sind die Wissenschaftler aber bei der Frage, wie diese Unterschiede zu erklären sind. Sind Männer, wie häufig vermutet, weniger schmerzempfindlich, weil Schmerzäußerungen in vielen Kulturen als Zeichen von Schwäche angesehen werden und die Erziehung dementsprechend darauf abzielt, dass Männer ihre Schmerzen unterdrücken? Werden Frauen andererseits ermutigt, ihre Gefühle zu äußern und auch Schmerzen mitzuteilen? Oder hatten Männer entwicklungsgeschichtlich einen direkter Überlebensvorteil („der Mann als Jäger"), wenn sie Schmerzen in bestimmten

Situationen weniger stark wahrnahmen? Dies würde bedeuten, dass Männer auch biologisch schmerzunempfindlicher wären als Frauen. Andererseits wird im Volksmund behauptet, dass Männer „wehleidiger" seien als Frauen und die Menschheit längst ausgestorben sei, wenn die Fortpflanzung davon abhinge, dass Männer Kinder bekämen und den Geburtsschmerz ertragen müssten. Für diese widersprüchlichen Eindrücke gibt es bis heute weder eindeutige Beweise noch Gegenbeweise.

Neue Erkenntnisse zeigen aber, dass das Geschlecht eine Rolle beim Empfinden von Schmerzen, dem Auftreten von Schmerzerkrankungen, dem Verlauf von Schmerzen und wahrscheinlich auch dem Therapieerfolg spielt. Studien zur Häufigkeit von Schmerzen zeigen eindeutig, dass Frauen generell mehr unter Schmerzen leiden als Männer. Dies trifft auf (fast!) alle Arten von Schmerzen zu, wie beispielsweise Kopfschmerzen, Migräne und verschiedene Formen von Muskel-, Gelenk- und Knochenschmerzen. Ebenso berichten Frauen über intensivere und länger andauernde Schmerzen und geben mehr von Schmerzen betroffene Körperbereiche an, wenn sie an einer schmerzhaften Erkrankung leiden. Alter, soziale und psychische Faktoren spielen dabei eine begleitende Rolle, sind aber für die Geschlechterunterschiede nicht maßgeblich. So unterscheiden sich Frauen und Männer beispielsweise hinsichtlich der Häufigkeit der Migräne im Alter zwischen 20 und 45 Jahren stärker voneinander; aber auch in allen anderen Altersgruppen ist der Geschlechterunterschied anzutreffen, allerdings in geringerem Ausmaß.

Frauen haben aber nicht nur häufiger Schmerzen, sie sind auch schmerzempfindlicher, wie experimentelle Untersuchungen gezeigt haben. So schätzen Frauen beim Verabreichen eines Hitze- oder Druckreizes die Schmerzintensität höher ein als Männer oder halten den Schmerz weniger lange aus und ziehen daher den Arm nach einem Schmerzreiz früher weg als Männer. Ebenfalls scheinen Frauen eine niedrigere Schwelle für schmerzhafte Reize zu haben als Männer, sodass sie einen weniger starken Reiz schon als schmerzhaft empfinden. Diese meist in Experimenten an gesunden Versuchspersonen erhobenen Daten sprechen dafür, dass das Nervensystem von Frauen und Männern unterschiedlich „eingestellt ist". Die „Schmerzsensoren", also jene Nervenfasern, die Schmerzreize aufnehmen und an das Rückenmark weiterleiten, scheinen bei Frauen „empfindlicher" eingestellt zu sein als bei Männern. Darüber hinaus gibt es

Übrigens

Frauen leiden generell häufiger unter (fast!) allen Arten von Schmerzen als Männer. Sie weisen zudem eine höhere Schmerzempfindlichkeit und eine niedrigere Schmerzschwelle auf. Zusammengenommen erklärt dies, warum Frauen auch häufiger unter chronischen Schmerzen leiden.

Hinweise dafür, dass die Schmerzverarbeitung im zentralen Nervensystem, also im Rückenmark und im Gehirn, bei Frauen deutlich sensibler ist, was Prozesse wie die Schmerzchronifizierung begünstigt. Im Vergleich zu Frauen können Männer vermutlich ihre körpereigene Schmerzhemmung besser aktivieren.

Vulnerabel durch Hormone?

Die Frage, warum Frauen eine erhöhte Schmerzempfänglichkeit (Vulnerabilität) aufweisen, wurde bisher nur zum Teil beantwortet. Es wird vermutet, dass bei Frauen der Schutz vor Schmerz und Schmerzchronifizierung „schlummert", durch besondere Situationen aber aktivierbar ist. Einer der wichtigsten Schalter für eine solche Aktivierung ist die Schwangerschaft, bei der Frauen plötzlich unempfindlicher für Schmerzreize werden. Ein wesentlicher Faktor scheinen die Hormone Östrogen und Progesteron zu sein, die Einfluss auf die Schmerzempfindlichkeit und Schmerzverarbeitung haben. So ist beispielsweise die Migräne eine typische Erkrankung von Frauen im gebärfähigen Alter. Hormonale Veränderungen in der Schwangerschaft führen dagegen eher zu einer Unempfindlichkeit gegenüber Schmerzen. Das Nervensystem der Frau scheint demnach unter Einfluss der Hormone darauf ausgerichtet zu sein, die Frau unter der Schwangerschaft und Geburt maximal vor Schmerzen zu bewahren, während diese Schmerz-Hemmung in der „schwangerschaftsfreien" Zeit evolutionär nicht notwendig war, d.h. keinen Überlebensvorteil brachte, und damit nicht aufrechterhalten wurde. Hormone sind wahrscheinlich aber nur ein Aspekt, um die Geschlechterunterschiede bei Schmerzen zu erklären. Erforscht werden auch genetische Faktoren.

Auch Gene bestimmen das Schmerzempfinden

Eines der bekanntesten Beispiele für einen genetischen Zusammenhang ist das unterschiedliche Ansprechen von Frauen mit rotem Haar und blasser Haut auf bestimmte schmerzhemmende Wirkstoffe. Beide, Frauen und Männer mit diesen äußeren Merkmalen, weisen eine bestimmte (gleiche) Genvariante auf; aber nur bei Frauen hat dies eine Bedeutung für den Schmerz, obwohl dieses Gen nicht auf einem Geschlechtschromosom liegt.

Die Rolle von X- und Y-Chromosom auf das Ansprechen auf Medikamente (gender bias), ist bisher insgesamt kaum untersucht worden. Denn bis 1988 wurden die meisten Medikamentenstudien ausschließlich an Männern durchgeführt, weil man bei ihnen keine Schwangerschaft ausschließen muss und keine Einflüsse von Hormonschwankungen in Betracht gezogen werden müssen. Dies steht aber im Gegensatz zur klinischen Praxis, denn der Medikamentenverbrauch ist bei Frauen deutlich höher. So werden an Männern gewonnene Studienergebnisse auch heute noch häufig auf Frauen übertragen, was nicht nur eine unangemessene Dosierung, sondern auch Unverträglichkeiten zur Folge habe kann. Für einige Schmerzmittel konnten in jüngerer Zeit Unterschiede in der Wirkung zwischen Frauen und Männern gezeigt werden; sogar gegensätzliche Effekte sind möglich.

Fazit

Diese ersten Erkenntnisse zu Geschlechterunterschieden zeigen sehr eindrücklich, dass sich dieses Gebiet der Schmerztherapie noch in den Kinderschuhen befindet. Frauen und Männer scheinen sowohl biologisch als auch soziokulturell bedingt eine unterschiedliche Schmerzempfindlichkeit zu haben. Dies ist wahrscheinlich – neben der Erklärung dafür, warum Frauen eher unter chronischen Schmerzen leiden – auch von praktischer Bedeutung für alle Bereiche der Schmerztherapie, von der Krankheitsverhinderung (Prävention) über die Diagnosestellung bis hin zur Behandlung der Patienten.

Esther Pogatzki-Zahn

4 Schmerzdiagnostik

Schmerzanamnese

Akute Schmerzen sind eine Erfahrung unseres täglichen Lebens. Sie sind einer der wichtigsten Gründe für einen Arztbesuch. Meist werden sie durch eine akute Gewebsschädigung hervorgerufen. Aufgabe des Arztes ist es dann, die Ursache der akuten Schmerzen zu finden und durch eine angemessene Behandlung zu beseitigen. Dies gilt beispielsweise bei einer Entzündung, bei Knochenbruch, Quetschungen und Prellungen oder einer Muskelzerrung.

Wenn die Schmerzen dagegen chronisch geworden sind, also auch auf eine längere Behandlung nicht angesprochen haben, oder wenn keine konkrete körperliche Schädigung gefunden oder diese nicht beseitigt werden konnte, verändern sie oft den ganzen Menschen. Ein Beispiel hierfür sind Schmerzen bekannter Ursache, aber begrenzter Therapiemöglichkeiten wie bei chronischem Knochenabbau (Osteoporose). Andauernde Schmerzen beanspruchen oft die gesamte Aufmerksamkeit der Betroffenen und rauben ihnen Energie für das tägliche Leben. Oft wird auch der Schlaf durch Schmerzen und sorgenvolles Grübeln beeinträchtigt, die Stimmung wird gereizter, hoffnungsloser und resignierter, die Schaffenskraft lässt nach. Wenn das Denken, Fühlen und Wollen des Menschen fast nur noch um den Schmerz kreist, sprechen wir von einer Schmerzkrankheit. Patienten mit chronischen Schmerzen oder der Schmerzkrankheit sollten deshalb möglichst bald von einem auf Schmerztherapie spezialisierten Facharzt und einem ebenfalls entsprechend spezialisierten Psychotherapeuten untersucht und behandelt werden. Wichtiger Teil dieser Untersuchung ist die genaue Erfassung der Schmerzen mit all ihren Merkmalen.

Patienten mit chronischen Schmerzen bringen nicht selten eine lange „Leidensgeschichte" mit, wenn sie eine Arztpraxis oder Klinik betreten – geprägt von der Entwicklung des Schmerzproblems über einen Zeitraum von Wochen, Monaten oder Jahren hinweg und den ganz unterschiedlichen Erfahrungen mit Anwendungen oder Medikamenten, die ihnen geholfen haben oder nicht. Diese „Schmerzgeschichte" sollte der Therapeut möglichst gut kennen, um bestmöglich helfen zu können. Dazu befragt er den Patienten nach der Entwicklung und Art der Schmerzen (Anamnese). Er erfasst im Gespräch wesentliche Bestandteile, die bei der Suche nach den Schmerzursachen und deren Behandlung entscheidend sind.

Im Rahmen der Schmerzanamnese geht es um die folgenden Fragen:

>> Wo, d.h. an welchen Körperstellen, treten die Schmerzen auf? Wo sind die am stärksten, wo weniger belastende Schmerzregionen?

>> Wie häufig treten Schmerzen auf – andauernd, mehrfach täglich oder mehrfach pro Woche, andauernd mit zusätzlichen Anfällen, tags und/oder nachts?

>> Welcher Art sind die Schmerzen – eher brennend, stechend, ziehend, bohrend, reißend oder quälend?

>> Wie stark sind die Schmerzen? Hilfreich können hier sogenannte Schmerzskalen sein (s. S. 85).

>> Wann haben die Schmerzen begonnen – gab es ein konkretes Auslöser-Ereignis wie eine Verletzung, Gips, einen Unfall?

>> Wie stark behindern die Schmerzen bestimmte Tätigkeiten und Aktivitäten in Alltag und Beruf? Wann treten die Schmerzen verstärkt auf?

>> Welche Folgen haben die Schmerzen auf Stimmung, Lebensqualität und Erleben?

>> Haben sich die Schmerzen im Verlauf der Erkrankung verändert?

>> Wie können die Schmerzen vermindert werden? Welche Behandlungen – beispielsweise welche Medikamente, Operationen, ambulante oder auch stationäre Therapien, heilpraktische oder physikalische Behandlungen – wurden durchgeführt und mit welchem Erfolg?

>> Welche eigenen Maßnahmen der Schmerzlinderung werden eingesetzt?

Da für die Entstehung und Aufrechterhaltung chronischer Schmerzen weitere Faktoren von Bedeutung sein können, sind die gesamten Lebensumstände im Zusammenhang mit der Vorgeschichte des Betroffenen für die Wahl der Schmerztherapie von Bedeutung. Sowohl körperliche als auch seelische Verletzungen der jüngeren oder

Übrigens

Von einer „Schmerzkrankheit" spricht man, wenn der Schlaf durch Schmerzen und sorgenvolles Grübeln beeinträchtigt ist, die Stimmung gereizter, hoffnungsloser und resignierter wird und die Schaffenskraft nachlässt. Fast alles Denken, Fühlen und Wollen des Menschen kreist dann um den Schmerz.

älteren Vergangenheit (Mobbing am Arbeitsplatz, Kränkungen, Vernachlässigung), Verlusterfahrungen (Trennung, Todesfall) oder besondere Belastungen (Überforderungen, Pflege eines Angehörigen) und Erkrankungen können zum Schmerzgeschehen beitragen. Die möglichst offene Beantwortung auch vielleicht persönlicher Fragen ist daher hilfreich.

Wolfgang Richter

Schmerzfragebögen

Bereits vor dem direkten Gespräch mit dem Arzt oder Psychotherapeuten und der Untersuchung kann der Patient einen Schmerzfragebogen ausfüllen. Darin werden die mit den Schmerzen einhergehenden Symptome standardisiert erfasst, was eine wichtige Orientierung für den Therapeuten darstellt. Manche Schmerzfragebögen enthalten Zeichnungen, die helfen, die betroffenen Körperstellen und die Ausbreitung der Schmerzen anschaulich darzustellen. Schmerzfragebögen gibt es in elektronischer und in Papierform. Nachfolgend ist die erste Seite des sogenannten „Pain-Detect"-Fragebogens abgebildet.

Wozu Schmerzfragebögen?

Fragebögen unterstützen Patienten sehr gut dabei, ihre ganz persönlichen Empfindungen in passende Worte zu kleiden. Je genauer sie die Schmerzen beschreiben, umso einfacher ist es für den Therapeuten,

painDETECT®   **SCHMERZ-FRAGEBOGEN**

Datum: _____   Patient: **Name:** _____   **Vorname:** _____

Wie würden Sie Ihren Schmerz **jetzt** im Augenblick einschätzen?

| 0 | 1 | 2 | 3 | 4 | 5 | 6 | 7 | 8 | 9 | 10 |

kein   max

Wie stark war der **stärkste** Schmerz in den letzten 4 Wochen?

| 0 | 1 | 2 | 3 | 4 | 5 | 6 | 7 | 8 | 9 | 10 |

kein   max

Wie stark war der Schmerz in den letzten 4 Wochen im **Durchschnitt?**

| 0 | 1 | 2 | 3 | 4 | 5 | 6 | 7 | 8 | 9 | 10 |

kein   max

Kreuzen Sie das Bild an, welches Ihren Schmerzverlauf am besten beschreibt:

Dauerschmerzen mit leichten Schwankungen ☐

Dauerschmerzen mit Schmerzattacken ☐

Schmerzattacken dazwischen schmerzfrei ☐

Schmerzattacken dazwischen Schmerzen ☐

Bitte kennzeichnen Sie Ihren **Hauptschmerzbereich**

Strahlt Ihr Schmerz in weitere Körperregionen aus?   ja ☐ nein ☐

wenn ja, dann zeichnen Sie bitte die Richtung ein, wohin der Schmerz ausstrahlt.

Leiden Sie in den eingezeichneten Bereichen an einem Brenngefühl (z.B. Brennnesseln)?

nie ☐   kaum ☐   gering ☐   mittel ☐   stark ☐   sehr stark ☐

Haben Sie im Bereich Ihrer Schmerzen ein Kribbel- oder Prickelgefühl (wie Ameisenlaufen, Stromkribbeln)?

nie ☐   kaum ☐   gering ☐   mittel ☐   stark ☐   sehr stark ☐

Ist leichte Berührung (Kleidung, Bettdecke) in diesem Bereich schmerzhaft?

nie ☐   kaum ☐   gering ☐   mittel ☐   stark ☐   sehr stark ☐

Haben Sie im Bereich Ihrer Schmerzen blitzartige, elektrisierende Schmerzattacken?

nie ☐   kaum ☐   gering ☐   mittel ☐   stark ☐   sehr stark ☐

Ist Kälte oder Wärme (Badewannenwasser) in diesem Bereich gelegentlich schmerzhaft?

nie ☐   kaum ☐   gering ☐   mittel ☐   stark ☐   sehr stark ☐

Leiden Sie in den von Ihnen eingezeichneten Bereichen unter Taubheitsgefühl?

nie ☐   kaum ☐   gering ☐   mittel ☐   stark ☐   sehr stark ☐

Löst ein leichter Druck z.B. mit dem Finger in diesem Bereich Schmerzen aus?

nie ☐   kaum ☐   gering ☐   mittel ☐   stark ☐   sehr stark ☐

(vom Arzt auszufüllen)

nie	kaum	gering	mittel	stark	sehr stark
☐ x 0 = 0	☐ x 1 = ☐	☐ x 2 = ☐☐	☐ x 3 = ☐☐	☐ x 4 = ☐☐	☐ x 5 = ☐☐

Score-Gesamtsumme ☐☐ **von 35**

R. Freynhagen, R. Baron, U. Gockel, T.R. Tölle, Curr Med Res Opin Vol 22, 2006, 1911-1920

Übrigens

Die Daten aus den Fragebögen unterliegen selbstverständlich der ärztlichen Schweigepflicht und dem Bundesdatenschutzgesetz.

die mögliche Ursache der Schmerzen zu finden und eine erfolgreiche Behandlung einzuleiten. Fragebögen helfen manchmal auch dem Gedächtnis auf die Sprünge und fragen nach Schmerzinformationen, die der Patient sonst möglicherweise im Gespräch mit seinem Arzt vergessen hätte. Fragebögen helfen zudem dem Arzt, das Erstgespräch zu gliedern. Sie fragen wichtige Vorinformationen zur Geschichte des Schmerzes ab und können helfen, teure und belastende Doppeluntersuchungen zu vermeiden. Die Angaben des Patienten ermöglichen darüber hinaus eine erste Beurteilung der Schmerztoleranz des Patienten und der Verarbeitung des Schmerzerlebens – beispielsweise eine Abschätzung der emotionalen Stimmung und des Einflusses auf Lebensqualität, Schlaf und Alltagsbewältigung.

Aufgrund der guten Vergleichbarkeit der Angaben eignen sich Schmerzfragebögen auch sehr gut dazu, den Verlauf und Erfolg einer Behandlung zu beurteilen. Sie erlauben damit eine Qualitätssicherung, welche die Versorgung von Schmerzpatienten verbessern kann – auch im Rahmen klinischer Studien. Schmerzfragebögen sind also ein wichtiges Werkzeug für den Arzt.

Rainer Freynhagen, Christian Geber

Messung der Schmerzstärke

Wie stark die aktuell erlebten Schmerzen sind, kann einem Menschen nicht ohne weiteres von außen angesehen werden. Dieser Umstand erschwert es oftmals, dass Schmerzpatienten von ihrem Umfeld (Familie, Arbeitsplatz) mit ihrem Schmerzproblem verstanden und angenommen werden. Zwar kann der Gesichtsausdruck Hinweise auf

Übrigens

Schmerzen sind zwar ein individuelles und von jedem Menschen anders empfundenes Sinnes- und Gefühlserlebnis. Dennoch können sie gemessen werden. Bis heute gibt es allerdings kein sicheres Verfahren, um ohne Mithilfe des Patienten die genaue Schmerzstärke zu ermitteln.

die gerade erlebten Schmerzen geben, was in der Versorgung von Neugeborenen zur Abschätzung der Schmerzstärke herangezogen wird.

Aber schon beim Kleinkind wird versucht, die Schmerzmessung durch Einsatz von Schiebereglern zu objektivieren. Dabei schiebt das Kind den Schieber auf eines von mehreren verschiedenen Gesichtern, die einen eher lächelnden oder schmerzverzerrten Gesichtsausdruck zeigen. Wird der Schieber umgedreht, kann auf der Rückseite die Schmerzstärke auf einer visuellen Analogskala (VAS) abgelesen werden. Die Skala reicht von der Startmarkierung „0 = kein Schmerz" bis zur Markierung „10 = stärkster vorstellbarer Schmerz" und erlaubt die Erfassung der aktuellen Schmerzstärke des jungen Patienten. Bei älteren Kindern, Jugendlichen und Erwachsenen wird auf den Umweg über die „Smileys" verzichtet und meist direkt nach der Schmerzschätzung als Zahl zwischen „0" und „10" gefragt (numerische Analogskala).

Zur Messung der empfundenen Schmerzstärke stehen also verschiedene Messmethoden (Skalen) zur Verfügung, die je nach Alter und Kultur des Patienten zum Einsatz kommen.

Schmerzmessung am Krankenbett

In der Klinik sollte der Schmerz mehrmals täglich am Krankenbett gemessen werden, und zwar etwa eine Stunde nachdem der Patient sein Schmerzmittel eingenommen hat. So lässt sich einschätzen, wie hoch der Bedarf an Schmerzmitteln ist und ob eventuell die Dosierung verändert werden muss. Auch der Erfolg einer Schmerztherapie kann so beurteilt werden.

Smiley-Analogskala für Kinder

Wie stark sind Deine Schmerzen?
Wie fühlst Du Dich heute mit Deinen Schmerzen?

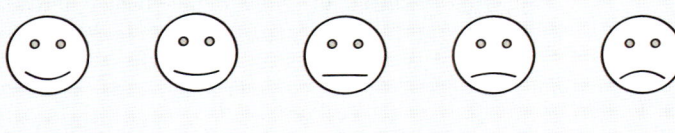

VAS: 1–2   -------   3–4   -------   5–6   -------   7–8   -------   9–10

Visuelle Analog Skala (VAS)

0   10

Keine   Unerträgliche
Schmerzen   Schmerzen

Numerische Analog Skala (NAS)

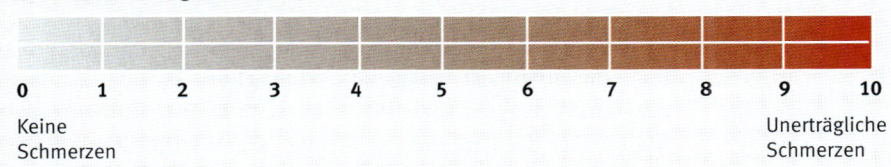

0   1   2   3   4   5   6   7   8   9   10

Keine   Unerträgliche
Schmerzen   Schmerzen

Verbale Rating Skala (VRS)

1 = keine   2 = leichte   3 = mäßige   4 = starke   5 = sehr starke Schmerzen

Verschiedene Skalen zur Schmerzmessung

> ### Wichtig
>
> Durch die regelmäßige Schmerzmessung wird die Schmerz-
> therapie ständig den individuellen Bedürfnissen des Patienten
> angepasst. So wird verhindert, dass der Schmerz dauerhaft
> (chronisch) wird.

Für die Erfassung der Schmerzstärke im Verlauf ist es wichtig, immer dieselbe standardisierte Skala zu verwenden und sowohl den Schmerz in Ruhe (Ruheschmerz) als auch unter Belastung (Belastungsschmerzen) zu messen. Damit besondere Schmerzereignisse mit dem tageszeitlichen Verlauf oder bestimmten Beanspruchungen in Zusammenhang gebracht und gezielt behandelt werden können, werden die Messwerte aufgezeichnet, entweder in Form einer Tabelle oder eines Schmerztagebuchs. Ein weiteres wichtiges Ziel der regelmäßigen Schmerzmessung ist es, durch die regelmäßige Anpassung der Therapie an die individuellen Erfordernisse einer Chronifizierung der Schmerzen, also dem Übergang vom akuten in einen lang anhaltenden oder dauerhaften Schmerz, vorzubeugen.

Raimond Hoche

Messung der Schmerzempfindlichkeit

Für eine möglichst passgenaue Therapie ist es wichtig, dass der Arzt oder Therapeut außer der Schmerzstärke auch die Schmerzempfindlichkeit des Patienten kennt. Gemessen wird sie mit Hilfe der sogenannten „Quantitativen sensorischen Testung" (QST) über die Haut. Diese Messmethode wurde im Rahmen des Deutschen Forschungsverbunds Neuropathischer Schmerz (DFNS) an zahlreichen Zentren in Deutschland vereinheitlicht. Bei sieben verschiedenen Tests werden insgesamt 13 QST-Werte bestimmt. Alle Tests sind völlig harmlos.

Wie läuft die „quantitative sensorische Testung" ab?

Die in der QST verwendeten Testgeräte ahmen mechanische Reize, wie Druck, Berührung oder Vibrieren, und Temperaturreize wie „warm" oder „kalt" nach. Manche der Reize – z.B. eine leichte Hautberührung mit einem dünnen Härchen – sind so gering, dass sie nicht oder gerade eben gespürt werden.

Der Patient wird gefragt, ob er beispielsweise die leichte Hautberührung überhaupt wahrnimmt. Durch wiederholte Hautberührungen mit dickeren und dünneren Härchen wird so die Wahrnehmungsschwelle für diesen Reiz ermittelt und mit den Messwerten gesunder Menschen verglichen. Spürt ein Patient die Berührung mit einem dickeren Härchen nicht, die andere gesunde Personen seines Alters wahrnehmen, weist dies auf eine Nervenschädigung hin. Zusammen mit anderen Informationen zur Krankengeschichte kann ein solcher Befund zur Diagnose „Nervenschmerz" beitragen und wichtige Hinweise für die angemessene Schmerztherapie, beispielsweise die Wahl des Schmerzmedikaments, geben.

Neben leichten Berührungsreizen werden weitere Reize eingesetzt, beispielsweise harmlose Nadelreize, die als „pieksend" empfunden werden, oder Druckreize. Sie weden mithilfe eines Druckalgometers hervorgerufen, das einen gleichmäßig zunehmenden Druck auf Haut und tiefere Gewebe erzeugt. Dadurch kann jener Druck ermittelt werden, der gerade als leicht schmerzhaft empfunden wird – die individuelle „Schmerzschwelle". Auf die gleiche Weise kann sich der Untersucher mit Hilfe von Temperaturreizen an die individuelle Schmerzschwelle herantasten. Während der Testung soll der Patient sofort einen Stoppschalter drücken, sobald er den Temperaturreiz als schmerzhaft verspürt. Aber keine Sorge! Alle beschriebenen Schmerzreize liegen von ihrer Intensität her an der Schwelle zur Wahrnehmbarkeit von Schmerzen und werden sofort gestoppt, sodass der Patient sie gut aushalten kann.

Warum ist die QST so wichtig?

Die QST liefert wichtige Informationen zur Funktion der Nervenfasern in der Haut und zur Weiterverarbeitung der Schmerzempfin-

WebTipp

Die Quantitative sensorische Testung (QST) zur Ermittlung der individuellen Schmerzschwelle ist bisher nur in spezialisierten Zentren des DFNS möglich. Wo das nächste liegt, können Sie unter **www.neuro.med.tu-muenchen.de/dfns/** nachlesen.

dung in Rückenmark und Gehirn. Die QST ergänzt dabei andere neurologische Messverfahren, zum Beispiel die Neurographie (Bestimmung der Nervenleitgeschwindigkeit). Während damit überwiegend die Funktion dicker Nervenfasern untersucht wird, erfasst die QST insbesondere Störungen der dünneren Nervenfasern in der Haut. Dies ist von großer Bedeutung, weil Schmerz vor allem über diese dünnen Nervenfasern wahrgenommen wird. Die QST allein erlaubt zwar keine Schmerzdiagnose, liefert aber wichtige Zusatzinformationen zum individuellen Schmerzprofil. Daraus kann dann auf eine verminderte Nervenfunktion durch eine Nervenschädigung geschlossen werden. Oder es ergeben sich Hinweise auf eine Nervenüberempfindlichkeit bei anderen Schmerzerkrankungen, die ohne eine bedeutsame Nervenschädigung entstehen (z.B. Kopfschmerz, muskulärer Rückenschmerz, Fibromyalgie).

Roman Rolke

Schmerztagebücher

Für Therapeut und Patient ist es vorteilhaft, täglich Informationen über das Auftreten sowie die Stärke und Dauer der Schmerzen in einem Schmerztagebuch, Wochenblatt oder Monatskalender aufzuzeichnen Meist werden die Beobachtungen darin rückwirkend für vier Tage-

Abbildung rechts: **Wertvolle Hilfe für Patient und Therapeut: ein Schmerztagebuch**

Schmerztagebuch

Name: _____

Woche vom _____ **bis** _____

Datum	Montag				Dienstag				Mittwoch				Donnerstag				Freitag				Samstag				Sonntag			
Hatten Sie heute Schmerzen? (bitte ankreuzen)	ja		nein		ja		nein		ja		nein		ja		nein		ja		nein		ja		nein		ja		nein	

Schmerzstärke
10 = unerträglicher Schmerz ... 0 = schmerzfrei (scale 10,9,8,7,6,5,4,3,2,1,0 per day)

Na = Nachts, V = Vormittags, N = Nachmittags, A = Abends

Schmerzdauer zu den Uhrzeiten (Na V N A; hours 1–24)

Schmerzbewältigung
- **K**örperl. Training/KG
- **T**ens
- **S**chmerzbewältigungstraining
- **A**blenkung
- **M**edikamente/Bedarfsmedikation
- **P**hysikalische Therapie (Massage, Wärme-, Kälte-Anwendungen)
- **N**ervenblockade

Zufriedenheit/ Stimmung
10 = gute Stimmung ... 0 = schlechte Stimmung (scale 10,9,8,7,6,5,4,3,2,1,0 per day)

Was belastete Sie heute besonders?

Artikel 013/0708

Übrigens

Schmerztagebücher dienen einem wichtigen Ziel der Schmerztherapie: der Verbesserung der Eigentherapie bzw. der Erfahrung der Selbstwirksamkeit.

sabschnitte (nachts, vor- und nachmittags sowie abends) notiert, möglichst im Zusammenhang mit möglicherweise schmerzverstärkenden Ereignissen, wie Ärger, Aufregung oder körperlicher Belastung, und schmerzlindernden Aktivitäten, wie Wärmezufuhr, Entspannung oder Anwendung von Elektrotherapie. Zudem kann sich die Stimmung des Patienten in Abhängigkeit von den Schmerzen verändern oder auf diese einwirken. Sie sollte deshalb ebenfalls notiert werden; auch dazu haben sich Messskalen bewährt (z.B. „0" = sehr schlechte Stimmung bis „10" = sehr gute Stimmung). Damit das Ausfüllen des Schmerztagesbuchs nicht zu aufwendig ist, sind manche Angaben vereinheitlicht, andere können individuell aufgeschrieben werden (z.B. belastende Tageserlebnisse). Schmerztagebücher sollten über längere Zeit kontinuierlich geführt und aufbewahrt werden. Denn sie dienen auch der Erfolgskontrolle, insbesondere bei neu begonnenen Therapieverfahren.

Angesicht all der zu beantwortenden Fragen und der Lenkung der Aufmerksamkeit auf den Schmerz könnte man sich fragen, ob dadurch Schmerzen verstärkt werden können. Das Gegenteil ist der Fall. Es konnte wissenschaftlich gezeigt werden, dass durch Führen eines Tagebuchs ein Zuwachs an Kontrolle über die Schmerzen gelingt. Damit dienen Schmerztagebücher einem wichtigen Ziel der Schmerztherapie: der Verbesserung der Eigentherapie. Die Patienten machen die Erfahrung, selbst etwas erreichen zu können, was als Selbstwirksamkeit bezeichnet wird.

Wolfgang Richter

5 Schmerztherapie

Medizinische Schmerztherapie

Medikamentöse Schmerztherapie

Ein wichtiger Baustein in der Schmerzbehandlung sind Medikamente. Die Weltgesundheitsorganisation (WHO) hat vor etwa 20 Jahren die Schmerzmedikamente, entsprechend der Schmerzstärke, in drei unterschiedliche Gruppen eingeteilt. Diese Einteilung gilt – mit gewissen Einschränkungen bei chronischen Schmerzen – bis heute.

1. Gruppe: Medikamente gegen leichte Schmerzen

Hier finden sich ganz unterschiedliche Wirkstoffe mit unterschiedlichen Ansatzpunkten in der Schmerzbekämpfung. Der Schmerz wird in dieser Gruppe vornehmlich am Ort des Entstehens bekämpft. Die Hauptgruppe sind die sogenannten „Rheumamittel", genauer die „nicht kortisonhaltigen Medikamente gegen Schmerzen des Bewegungsapparates"(nicht-steroidale Antirheumatika, NSAR). Diese Medikamente wirken nicht nur schmerzstillend, sondern auch stark entzündungshemmend. Daher eignen sie sich besonders gut gegen Arthroseschmerzen oder andere Schmerzen im Bereich des Bewegungsapparates, bei denen Entzündungen immer eine Rolle spielen können. Die bekanntesten Vertreter dieser Gruppe sind Acetylsalicylsäure (ASS), Diclofenac und Ibuprofen. Obwohl diese Medikamentengruppe sehr effektiv ist, hat ein längerer Gebrauch auch erhebliche Nebenwirkungen zur Folge, die bis heute immer noch unterschätzt werden. Die schwerwiegendste Nebenwirkung ist die Entzündung und Blutung der Schleimhaut von Magen und Darm. Diese sehr ernste Komplikation tritt oft unbemerkt vom Patienten auf und kann bei unkritischem Gebrauch durch den Blutverlust bedrohliche Ausmaße annehmen. Aber auch Schädigungen der Nieren sind bei längerem Gebrauch häufig und können zum unwiederbringlichen Ausfall der Nierenfunktion führen. Die neueren Rheumamedikamente (Coxibe oder COX-2-Hemmer) sind deutlich magenverträglicher, aber auch hier kann es bei empfindlichen Patienten und längerer Einnahme zu Blutungen in Magen und Darm kommen. Alle Rheumamittel haben bei längerer Einnahme (über 1 Jahr) ein erhöhtes Risiko, bei vorbelasteten Patienten einen Herzinfarkt oder Schlaganfall auszulösen. Aus der freien Verkäuflichkeit dieser Medikamente, auch als sogenannte Mischpräparate, darf nicht fälschlicherweise auf ihre Harmlosigkeit geschlossen werden.

Die beiden anderen bekannten Medikamente dieser Gruppe sind Paracetamol und Metamizol/Novaminsulfon. Diese Substanzen wirken nicht nur auf den Schmerz, der vom Bewegungsapparat ausgeht, sondern auf alle Schmerzformen, z. B. auch gegen Bauchschmerzen. Sie zeigen jedoch keine Wirkung gegen entzündliche Schmerzen. Paracetamol ist das schwächste Medikament gegen Schmerzen. Eigentlich ist es ein Fiebersenker mit geringer Wirkung gegen Schmerzen. In höheren Dosen (ab ca. 4 Gramm täglich) kann es Leberschäden verursachen. Metamizol hat eine gute entspannende Wirkung auf die Muskulatur des Magen-Darm-Traktes und hilft daher gut gegen krampfartige Bauchschmerzen. Nebenwirkungen sind hier selten, bei längerem Gebrauch kann es zu sehr seltenen Blutbildveränderungen kommen, wie einem Abfall der weißen Blutkörperchen.

2. Gruppe: Medikamente gegen mittelstarke Schmerzen

Die Medikamente gegen mittelstarke Schmerzen stammen von der Grundsubstanz Morphin ab (sog. Opioide). Opioide beeinflussen zentral in Rückenmark und Gehirn die Schmerzweiterleitung und -verarbeitung. Die wichtigsten schwach wirksamen Opioide sind in Deutschland Tramadol und Tilidin N. Durch die ungewohnte Wirkung der Substanzen auf das Gehirn kommt es zu Nebenwirkungen wie Übelkeit (bis hin zum Erbrechen) und Müdigkeit. Sie verschwinden aber meist nach spätestens zwei Wochen vollständig, wenn das Medikament regelmäßig weitergenommen wird. Bei unsachgemäßem und unregelmäßigem Gebrauch – vor allem bei unregelmäßiger Einnahme in Form von Tropfen – kann es zu einer Medikamentenabhängigkeit kommen.

3. Gruppe: Medikamente gegen starke Schmerzen

Die Medikamente gegen starke Schmerzen stammen ebenfalls von der Grundsubstanz Morphin ab und werden als starke Opioide bezeichnet. Sie unterscheiden sich durch kleine chemische Veränderungen der Grundsubstanz in ihrem Wirkungs- und Nebenwirkungsprofil. Auch sie beeinflussen die zentrale Schmerzverarbeitung im Gehirn und entsprechend ähnelt ihr Nebenwirkungsprofil dem der leichten Morphinabkömmlinge. Übelkeit und Müdigkeit sind bei regelmäßiger Einnahme meist innerhalb von ca. zwei Wochen verschwunden. Eine wichtige Nebenwirkung, die auch bei weiterer Anwendung des Medikaments erhalten bleibt, ist die Verstopfung. Diese Nebenwirkung ist je nach Medikament und Empfindlichkeit des Patienten sehr unterschiedlich ausgeprägt und muss, solange das Präparat genommen wird, vorbeugend mit möglichst natürlichen Mitteln, eventuell auch mit Abführmitteln, behandelt werden. Organschädigungen wie bei den Medikamenten gegen die leichten Schmerzen, wie zum Beispiel eine Schädigung von Niere, Leber oder Blutbild, sind bei den Morphinen und Morphinabkömmlingen nicht bekannt.

Medikamente gegen chronische Schmerzen

Auch bei chronischen Schmerzen sind Medikamente ein wichtiger Teil der Therapie. Es muss aber ausdrücklich darauf hingewiesen werden, dass die Wirksamkeit der Schmerzmittel hier deutlich geringer ist und Medikamente allein einen chronischen Schmerz weder ausreichend noch anhaltend bekämpfen können. Bei chronifiziertem Schmerz kann die unregelmäßige Einnahme eines Schmerzmittels die weitere Chronifizierung sogar fördern. Spritzen, Infusionen und Infiltrationen sind nur eine „Bedarfs-Schmerzmedikation" und sollten nach genauer Abwägung nur zurückhaltend eingesetzt werden.

Da bei der Therapie chronischer Schmerzen die ständige Dämpfung der Schmerzintensität eine wichtige Rolle spielt, müssen die Schmerzmittel als Tablette, in selteneren Fällen auch als „Schmerzpflaster", regelmäßig (nach der Uhr) eingenommen werden, um so einen kontinuierlichen Medikamentenspiegel im Blut aufrechtzuerhalten. Diese Medikamenteneinnahme muss oft über längere Zeiträume, durchaus auch mehrere Monate bis Jahre, fortgesetzt werden.

Damit scheiden für diese Therapie die gegen die Schmerzen des Bewegungsapparates besonders wirksamen „Rheumamittel" vollständig aus. Aus dieser Gruppe werden für eine länger dauernde Behandlung nur Paracetamol oder Metamizol empfohlen. Da diese aber meist nicht ausreichend stark wirksam sind, werden für die langfristige medikamentöse Therapie chronischer Schmerzen meist die auch langfristig gut verträglichen Medikamente gegen mittelstarke und starke Schmerzen, also Morphinabkömmlinge, eingesetzt. Sind diese Medikamente nicht mehr erforderlich, dürfen sie nicht einfach weggelassen werden, sondern müssen stufenweise langsam reduziert werden, um einer Entzugssymptomatik vorzubeugen. Müssen leichte oder starke Opioide genommen werden, sollte der Patient mit seinem behandelnden Arzt unbedingt über die Fahrtauglichkeit im Straßenverkehr sprechen.

Thomas Menge

Medikamente gegen Nervenschmerz

Bei neuropathischen Schmerzen können die Medikamente als Tabletten eingenommen werden (systemische oder orale Therapie) oder als Cremes oder medikamentenhaltige Pflaster auf die Haut aufgebracht werden (topische Therapie)

Eine topische Therapie ist nicht bei allen neuropathischen Schmerzformen möglich. Sie bietet sich besonders bei Schmerzkrankheiten an, die mit einer Überempfindlichkeit für Berührungs- oder Warm- und Kaltreize an der Hautoberfläche einhergehen, wie sie nach einer Gürtelrose oder nach Nervenverletzungen auftritt.

Welche Schmerzmedikamente gibt es?

In vielen verschiedenen Studien hat sich gezeigt, dass Medikamente, die eigentlich zur Therapie anderer Erkrankungen, beispielsweise epileptischer Anfälle (sog. Antikonvulsiva) oder von Depressionen (sog. Antidepressiva) entwickelt wurden, auch bei Nervenschmerzen helfen können. Diese Medikamente, die in Tablettenform verabreicht werden, greifen in die Funktion der Nervenzellen ein und beeinflussen die Aktivität der Nervenzellen und der schmerzleitenden Nervenbahnen. Sie normalisieren die für neuropathische Schmerzen typischen Veränderungen und Störungen der Nervenfunktion. Antidepressiva (z.B. Amitriptylin) und Antikonvulsiva (z.B. Gabapentin und Pregabalin) werden daher bei neuropathischen Schmerzerkrankungen nicht gegen Depressionen und Anfälle, sondern gezielt zur Schmerzlinderung eingesetzt.

Auch die im ersten Teil beschriebenen sogenannten Opioide, zu denen z.B. Tramadol, Tilidin und auch das Morphin gehören, sind bei neuropathischen Schmerzsyndromen wirksame Medikamente. Stark wirksame Präparate fallen unter das Betäubungsmittelgesetz und werden nur mit besonderen Rezepten verordnet.

Für die topische Schmerztherapie, also für Medikamente, die in Pflaster- oder Cremeform auf die Haut aufgetragen werden, gibt es derzeit zwei Optionen: Lidocain und Capsaicin. Lidocain wirkt auf bestimmte Strukturen auf der Nervenzelloberfläche, die bei neuropathischen Schmerzsyndromen in krankmachend hoher Zahl vorhanden sind. Capsaicin führt zu einer vorübergehenden Ausschaltung schmerzleitender Nervenfasern in den obersten Hautschichten.

Wie schnell wirken Schmerzmittel?

Es kann dauern. Denn das richtige Medikament bzw. die richtige Medikamentenkombination muss in vielen Fällen durch Erprobung verschiedener Medikamente gefunden werden. Daher müssen Patient und behandelnder Arzt bei der Therapie neuropathischer Schmerzen ein gewisses Maß an Geduld aufbringen. Nach etwa zwei bis vier Wochen kann die Wirksamkeit des Medikamentes oder der Medikamentenkombination beurteilt werden. Dieser Zeitraum sollte abgewartet werden, da im Rahmen der Schmerzerkrankung Anpassungsvorgänge in Gehirn und Rückenmark auftreten können, deren Rückumwandlung unter einer Schmerztherapie eine gewisse Zeit dauern kann.

Welches Ausmaß der Schmerzlinderung ist realistisch?

Eine völlige Schmerzfreiheit ist bei neuropathischen Schmerzen nur in wenigen Fällen erreichbar. Als realistisches Ziel der Schmerztherapie gilt eine Linderung der Schmerzen um 30–50%. Wichtige Aspekte einer erfolgreichen Schmerztherapie sind über die Schmerzlinderung hinaus die Verbesserung der Schlafqualität und Stimmung sowie die Erhaltung der sozialen Aktivität und Arbeitsfähigkeit bzw. deren Wiederherstellung.

Reicht ein Medikament zur Therapie aus?

In manchen Fällen reicht bei neuropathischen Schmerzen die Therapie mit einem einzigen Wirkstoff aus. In vielen Fällen ist allerdings eine Kombination mehrerer Medikamente in Tablettenform oder die Kombination von topischen und oral angewendeten Medikamenten erforderlich, um eine ausreichende Schmerzlinderung zu erzielen.

Friederike Mahn, Ralf Baron

Invasive Schmerztherapie/Nervenblockaden

Seit Ende des 18. Jahrhunderts dienen Verfahren, bei denen örtliche Betäubungsmittel, sogenannte Lokalanästhetika, an bzw. in die Nähe von Nerven gebracht werden, der Schmerzbehandlung und Schmerzausschaltung bei Operationen. Die Nerven werden betäubt und können den Schmerzreiz nicht mehr zum Gehirn weiterleiten, weshalb meist von Nervenblockade gesprochen wird. Dies kennt fast jeder von der Betäubungsspritze beim Zahnarzt. Große Bedeutung haben diese über die Zeit weiterentwickelten Verfahren heute bei Operationen und seit Mitte des letzten Jahrhunderts auch in der Behandlung chronischer und akuter Schmerzen.

Übrigens

Unter invasiven Behandlungsmethoden (lat. invadere = einfallen, eindringen) werden Verfahren verstanden, bei denen Medikamente meist durch Spritzen in den Körper eingebracht werden. Neben Nervenblockaden zählen auch operative Techniken dazu.

In der Frühzeit der Schmerztherapie wurden Nervenblockaden oft als Einzelverfahren eingesetzt. In der modernen Schmerztherapie, in der verschiedene, aufeinander abgestimmte Anwendungen kombiniert werden (multimodale Therapie), kommen Nervenblockaden – auch dank des verbesserten Angebots an lang wirksamen Schmerzmitteln – eher als Spezialanwendung vor.

Wie wird eine Nervenblockade durchgeführt?

Zunächst wird die Haut mit einer alkoholhaltigen Lösung von Hautkeimen befreit, damit es durch den Einstich nicht zu einer Infektion kommt. Je nach Ort der Beschwerden kann ein einzelner Nerv, ein Nervenbündel, ein Nervenknoten oder ein rückenmarksnaher Nerv blockiert werden. Soll die Weiterleitung von Schmerzimpulsen zum Gehirn über Tage hinweg unterdrückt werden, können sogenannte Katheter verwendet werden, aus denen über längere Zeit das Lokalanästhetikum abgegeben wird. Je näher an der Wirbelsäule die Nadelspitze gesetzt wird und je mehr Nervenfasern blockiert werden, umso höher ist das Risiko für Nebenwirkungen und Komplikationen. Daher werden bei solchen Nervenblockaden die Herzfunktion mittels Elektrokardiogramm (EKG) und der Blutdruck überwacht.

Diagnostische Nervenblockaden

Durch Blockaden einzelner Nerven versucht man, den schmerzauslösenden Strukturen auf die Spur zu kommen. Dies gelingt erfahrungsgemäß bei akuten Schmerzen besser als bei länger bestehenden, die mit zunehmender Dauer zu Veränderungen auf körperlicher, seelischer und sozialer Ebene führen.

Um sicher zu sein, dass das Lokalanästhetikum an die richtige Stelle gespritzt wird, werden bei diagnostischen Blockaden zusätzlich bildgebende Verfahren wie Röntgen oder Computertomografie eingesetzt. Ein Beispiel für eine diagnostische Nervenblockade einer Nervenwurzel ist der durch einen Bandscheibenvorfall hervorgerufene Schmerz, der durch den Druck der Bandscheibe auf eine Nervenwurzel hervorgerufen wird (sog. radikulärer Schmerz).

Therapeutische Nervenblockaden

Therapeutische Blockaden sollen den Schmerz nicht nur kurzfristig, sondern auch langfristig lindern. Dies gelingt häufig durch wiederholte Nervenblockaden, sogenannte Blockadeserien. Lassen die Schmerzen von Blockade zu Blockade schrittweise nach, spricht man von einem Treppeneffekt.

Auch Nerven, die ursprünglich andere Funktionen haben, wie beispielsweise die Steuerung der Durchblutung, können Schmerzen aufrechterhalten. Dies sind die Nervenfasern des sogenannten vegetativen Nervensystems (Sympathikus), die bei bestimmten Erkrankungen und Verletzungen mit Nervenbeteiligung die Ausheilung behindern und starke Schmerzen verursachen können. Wiederholte Blockaden dieser Nerven an bestimmten Nervenknoten können insbesondere in der Frühphase der Erkrankung die negativen Prozesse stoppen, Schmerzen mindern und die Heilungsprozesse fördern. Die Nervenblockaden unterbinden nicht nur direkt den Schmerz, sondern greifen auch in den die Krankheit aufrechterhaltenden Prozess ein.

An bestimmten Nervenknoten des vegetativen Nervensystems kann statt eines Lokalanästhetikums eine alkoholhaltige Lösung gespritzt werden. Dieses als chemische Neurolyse bezeichnete Verfahren führt über eine Nervenzerstörung zu einer länger anhaltenden Blockade. Sinnvoll ist dies zum Beispiel bei Bauchschmerzen durch Bauchspeicheldrüsenkrebs. Diese Schmerzen können bereits in einer frühen Krankheitsphase durch eine Nervenzerstörung des Sonnengeflechts (Plexus coeliacus) anhaltend gemindert werden.

Therapeutische Nervenblockaden können auch bei Patienten mit Rückenschmerzen im Rahmen der begleitenden Schmerztherapie sinnvoll sein, um Schmerzen in einem größeren Bereich zu lindern. Dabei wird das Lokalanästhetikum in die Nähe des Rückenmarks (Epiduralraum) gespritzt. Soll die Nervenblockade mehrere Tage andauern, kann das Anästhetikum auch mittels eines dünnen Plastikschlauchs – des sogenannten Schmerzkatheters (Epiduralkatheters) – über einige Tage verabreicht werden, vorzugsweise während eines Aufenthalts in der Klinik. Wenn Schonhaltungen, Muskelverspannungen und schmerzbedingte Bewegungseinschränkungen gemindert wurden, können die Patienten eine Bewegungstherapie durchführen.

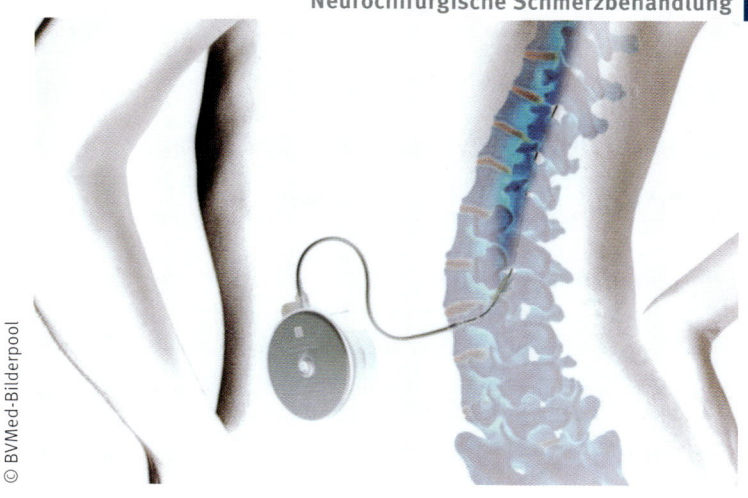

© BVMed-Bilderpool

**Durch eine soge-
nannte Schmerz-
pumpe lässt sich
die Schmerzweiter-
leitung an das
Gehirn blockieren.**

Bei Patienten mit sehr starken Schmerzen, bei denen eine weitere Steigerung der eingenommenen Schmerzmittel u.a. wegen der starken, nicht behandelbaren Nebenwirkungen nicht sinnvoll ist, lassen sich die Beschwerden durch ein starkes Schmerzmittel (z. B. Morphin) behandeln, das im rückenmarksnahen Bereich von einer unter die Haut eingepflanzten Medikamentenpumpe („Schmerzpumpe") über einen dünnen Plastikschlauch abgegeben wird.

Thilo Wagner, Markus Klein

Neurochirurgische Schmerzbehandlung

Schmerzen durch eingeklemmte Nerven lassen sich gut und risikoarm durch einen neurochirurgischen Eingriff behandeln. Entscheidend für den Erfolg ist eine sorgfältige Voruntersuchung.

Wann werden neurochirurgische Verfahren eingesetzt?

Karpaltunnel-Syndrom
Bei diesem Schmerzsyndrom ist der Mittelnerv im Handgelenksbereich eingeengt und verursacht Schmerzen, vor allem nachts, sowie ein stö-rendes Kribbeln. Die neurochirurgische Freilegung dieses Nerven führt zu einer sehr schnellen Verbesserung der Beschwerden; der Schmerz

verschwindet ohne weitere medikamentöse Therapie direkt nach dem
Eingriff. Seltener sind andere Nerven betroffen, die sich mit ähnlich
gutem Erfolg freilegen lassen.

Akuter Bandscheibenvorfall

Bei einem akuten, also plötzlich aufgetretenen, großen Bandscheibenvorfall mit deutlichen Lähmungserscheinungen wird der Nerv von
einer Vorwölbung der Bandscheibe im Wirbelsäulenbereich gequetscht
(s. Abb. S. 37). Durch eine frühzeitige Entlastung des Nervs lassen die
Beschwerden rasch nach und die Nervenausfälle bilden sich zurück.

Trigeminusneuralgie

Dieses Schmerzsyndrom entsteht durch eine Kompression des Gesichtsnervs durch eine Gefäßschlinge im Kopf. Die operative Therapie
führt bei klaren Symptomen und klarer Indikation (Berechtigung zur
Durchführung einer Maßnahme) zu einer sofortigen Rückbildung des
Schmerzsyndroms. Durch die verbesserten Anästhesieverfahren ist
dieser Eingriff heute auch bei älteren Patienten (unter Umständen
auch über 75 Jahre) mit gutem Erfolg und geringen Risiken durchführbar. Die medikamentöse Therapie dieser Schmerzen ist dagegen
schwierig und wird von Nebenwirkungen begleitet.

Palliativmedizin

Tumoren, z.B. Metastasen in der Nähe von Rückenmarksnerven, können Lähmungen oder Schmerzen verursachen. Manchmal können sie
durch eine Operation gelindert werden, auch wenn eine Heilung des
Patienten nicht mehr möglich ist. Es ist wichtig, die Entscheidung für
solche Eingriffe im Gespräch mit dem behandelnden Onkologen
(Krebsspezialisten) festzulegen. Insgesamt sind Komplikationen bei
diesen neurochirurgischen Eingriffen selten. Der Blutverlust ist gering
und das Operationsrisiko niedrig.

Schmerzschrittmacher

Die eigentliche neurochirurgische Schmerztherapie chronischer
Schmerzen, bei denen man die Ursache nicht behandeln kann, be-

Wichtig

Die Therapie der Durchtrennung von Nerven oder Schädigung von Nerven durch Medikamente oder Strahlen (Ablation) führt nur zu einem sehr kurzzeitigen Erfolg und kann sogar stärkere Schmerzen hervorrufen.

schränkt sich in den letzten Jahren auf Verfahren, die den Schmerz lindern. In solchen Fällen wird die Operation nicht als primäre (zuerst durchgeführte) Schmerztherapie angewandt, sondern als gezielte Maßnahme im Rahmen eines von verschiedenen Fachexperten abgestimmten Gesamtbehandlungskonzepts, das in einer sogenannten „interdisziplinären Schmerzkonferenz" erarbeitet wird. In diesen Fällen werden Medikamentenpumpen oder „Schmerzschrittmacher" implantiert. Sogar medikamentös schlecht behandelbare Schmerzen lassen sich so mit einem geringen Operationsrisiko beeinflussen.

Ablative Verfahren

Hierbei werden Nerven mittels Medikamenten oder Strahlen durchtrennt oder verödet. Dies führt aber meist nur zu einem nur kurzzeitigen Erfolg. Nach einer kurzzeitigen Besserung kommt es oftmals zum gegenteiligen Effekt: Ein Schmerzsyndrom (neuropathische Schmerzen), das sogar den ursprünglichen Schmerz in seiner Stärke übertreffen kann und sich noch schlechter behandeln lässt, ist eine mögliche Folge. Deswegen wird diese therapeutische Möglichkeit in der letzten Zeit nur in Ausnahmefällen in der Palliativmedizin (Krebsbehandlung) angewendet.

Hans-Joachim Hoff

Schmerzbehandlung vor und nach Operationen

Sowohl vor Operationen als auch danach (postoperativ) können Schmerzen auftreten. Sie haben eine natürliche Schutzfunktion, kön-

Übrigens

Die verbreitete Angst vor Schmerzmedikamenten ist insbesondere nach Operationen unbegründet.

nen aber den Heilungsprozess verzögern und später anhalten (Chronifizierung). Denn für die Genesung ist es nachteilig, wenn Patienten aufgrund von Schmerzen das Abhusten oder Bewegung vermeiden. Hustet der Patient dagegen richtig ab, können Lungenentzündungen vermieden werden. Deshalb ist die Schmerztherapie ein wesentlicher Bestandteil der postoperativen Behandlung. Sie führt in der Regel nicht zu einer völligen Schmerzfreiheit, kann aber die Schmerzen erheblich lindern, was eine deutliche Verbesserung für den Patienten bedeutet.

Die Angst vor Schmerzmedikamenten ist in dieser Situation völlig unbegründet. Die Medikamente und Therapieverfahren sind vielfach erprobt und gut verträglich. Auch die Angst vor einer Suchtentwicklung ist aufgrund des sehr begrenzten Behandlungszeitraums unbegründet.

Wichtig: Schmerzmessung in Ruhe und Bewegung

Um den Bedarf an Schmerzmitteln bei frisch operierten Patienten dem Bedarf genau anpassen zu können, wird der Patient gebeten, die Stärke seiner Schmerzen mit Hilfe einer Schmerzskala abzuschätzen. Diese sogenannte Schmerzmessung wird einmal pro Schicht und zur Kontrolle nach Schmerzmittelgabe durchgeführt.

Bei dieser Schmerzmessung/Schmerzerfassung wird der Ruhe- und Bewegungsschmerz ermittelt. Bewegung, wie Aufstehen oder Husten, hat oft schmerzverstärkende Wirkung, besonders bei postoperativen Patienten. Ein wichtiges Ziel des Schmerzmanagements ist es, Schonhaltung zu vermeiden und eine frühe Mobilisation zu erreichen. Entsprechend ist es nicht ausreichend, nur in Ruhe Schmerzen zu messen.

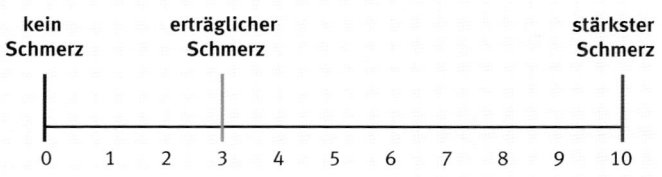

Visuelle Analog-
skala zur Schätzung
der Schmerzstärke

Patientenaufklärung zur postoperativen Schmerztherapie

Typischerweise werden Patienten nach einer Operation über den Ablauf der Schmerztherapie auf folgende Weise informiert:

Bitte teilen Sie uns unbedingt mit, wenn Sie Schmerzen haben!

Das Pflegepersonal, die Ärzte der Station sowie der Abteilung für Anästhesie werden sich in regelmäßigen Abständen nach der Operation
bei Ihnen erkundigen.

Nur Sie können Ihre Schmerzen beurteilen. Für die richtige Behandlung ist es wichtig, dass wir wissen, wie stark Ihre Schmerzen sind.
Dafür werden wir Sie bitten, die Schmerzstärke auf einer Skala von
„0" bis „10" anzugeben, wobei „0" kein Schmerz bedeutet und „10"
dem stärksten vorstellbaren Schmerz entspricht (s. Abb.).

Möglichkeiten der Schmerztherapie

Die Möglichkeiten der Schmerztherapie, die für Sie in Frage kommen,
besprechen wir gemeinsam mit Ihnen.

Medikamente

In der Regel wird eine Kombination aus verschiedenen Schmerzmitteln
eingesetzt, die regelmäßig nach einem Zeitplan eingenommen werden
sollen. Zusätzlich können Ihnen nach Bedarf weitere Schmerzmittel
über einen Venenzugang verabreicht werden.

Schmerzpumpe (PCA-Pumpe)

Diese Pumpe ermöglicht Ihnen, sich selbst ein Schmerzmittel zu verabreichen (**P**atient **C**ontrolled **A**nalgesia). Das Gerät wird so eingestellt,

dass eine Überdosierung ausgeschlossen ist. Meist erhalten Sie auch bei diesem Verfahren ein regelmäßig einzunehmendes Schmerzmittel, das die Wirkung der Pumpe ergänzt.

Schmerzkatheter (Schmerzmittelversorgung über eine Medikamentenpumpe)

Örtliche Betäubungsmittel können mit Hilfe einer Pumpe direkt an Nervenbahnen gegeben werden, zum Beispiel über einen Plexuskatheter oder Periduralkatheter, und so zu einer Schmerzlinderung nach Operationen führen. Diese Pumpe ermöglicht Ihnen, sich selbst ein örtliches Betäubungsmittel zu verabreichen. Das Gerät wird so eingestellt, dass eine Überdosierung ausgeschlossen ist, der Patient sich aber mit voreingestellten Werten selbst Schmerzmittel verabreichen kann.

Ralph Windwehe

Akupunktur

Die Chinesische Medizin betrachtet den Menschen in seiner Ganzheit und ist nicht in einzelne Fachrichtungen getrennt wie unsere westliche Medizin. Ihr Anliegen ist es, Krankheiten nicht nur zu heilen, sondern auch der Entstehung schwerer und chronischer Krankheiten vorzubeugen. Die Akupunktur, eine wichtige chinesische Heilmethode, wird von der Weltgesundheitsorganisation (WHO) und führenden Akupunkturgesellschaften für viele Krankheitsbilder empfohlen.

In vielen Fällen ist die „Nadeltherapie" genauso wirksam wie westliche Therapien. Grundsätzlich gilt aber: Akupunktur kann heilen, was gestört ist, sie kann aber nicht „reparieren", was bereits zerstört ist. So kann sie bei einer Gelenkerkrankung (Arthrose) mit Knorpelschädigungen nicht den Verlust des Knorpels rückgängig machen. Sie kann aber die damit einhergehenden Schmerzen an Bändern, Muskeln und im Bereich der Gelenkkapsel deutlich verringern.

Wann kann Akupunktur bei Schmerz eingesetzt werden?

Akute und chronische Schmerzen, wie z.B.:
>> Kopfschmerzen
>> Rücken- und Gelenkschmerzen
>> Fibromyalgie (Faser-Muskel-Schmerz)
>> Tumorschmerzen
>> Schmerzen des Kau- und Zahnsystems

Erkrankungen des Bewegungssystems, wie z.B.:
>> Schmerzen an Hals-, Brust- und Lendenwirbelsäule
>> Bandscheibenvorfall
>> Sehnen- und Gelenkerkrankungen
>> Tennisellenbogen
>> chronische Hüftgelenkschmerzen
>> Kniegelenkschmerzen
>> Karpaltunnel-Syndrom
>> Nachbehandlung von Hüft-, Knie- und Bandscheibenoperationen
>> Arthroseschmerzen

Neurologische Krankheiten, wie z.B.:
>> Migräne
>> Neuralgien
>> Trigeminusneuralgie
>> Schmerzen nach Schlaganfall und bei Polyneuropathie
>> Schmerzen bei Gürtelrose (Zoster)

Sonstige Indikationen, wie z.B.:
>> Schmerzen bei funktionellen Magen-Darm-Störungen
>> Menstruationsschmerzen
>> Schmerzen bei Endometriose (Wucherung der Gebärmutterschleimhaut)

Wie wirkt Akupunktur?

Bei der Körperakupunktur werden feine Einmalnadeln in bestimmte Hautpunkte gestochen, was kaum schmerzhaft ist. Dort verbleiben sie etwa 20 bis 30 Minuten und entfalten ihre heilsame Wirkung, während sich der Patient auf der Liege entspannt. Viele Akupunkturpunkte befinden sich auf unsichtbaren Energiebahnen, den sogenannten Meridianen/Leitbahnen. Häufig liegen sie aber auch in Haut- und Muskelzonen in der Nähe des Schmerzes oder der erkrankten Organe. Nach dem Verständnis der chinesischen Medizin wird durch den Nadelreiz der Energie(Qi)-Fluss angeregt und reguliert. Blockaden und Störungen lösen sich auf. Die meisten Patienten empfinden die Akupunktur – nicht selten schon bei der ersten Behandlung – als wohltuend, entspannend und oft verblüffend schnell wirksam.

Was genau bei einer Akupunktur im Körper abläuft, ist wissenschaftlich noch nicht restlos aufgeklärt. Dank moderner wissenschaftlicher Untersuchungsverfahren konnte die Akupunkturwirkung in den letzten Jahren aber viel besser erklärt werden.

In vielen Fällen wirksam: Akupunktur

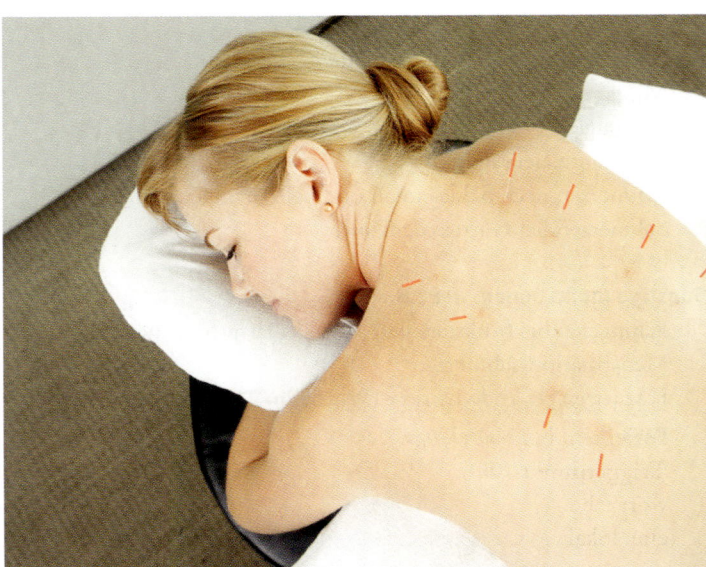

© Tyler Olson/shutterstock.com

Die heilende Wirkung kommt u.a. dadurch zustande, dass der stimulierende Reiz der Nadeln im Gehirn eine vermehrte Ausschüttung schmerzlindernder und stimmungsaufhellender Substanzen auslöst, die oft auch als „Glückshormone" bezeichnet werden. Dazu gehören das Serotonin und körpereigene Endorphine. Mit modernen Verfahren wie der funktionellen Kernspintomografie lässt sich die Wirkung der Körperakupunktur auf den Stoffwechsel im Gehirn eindeutig nachweisen.

Wissenschaftliche Untersuchungen belegen, dass die Akupunktur bei chronischen Wirbelsäulenleiden in ihrer Wirkung mit den herkömmlichen medizinischen Therapien vergleichbar ist. So führt Akupunktur bei chronischen Kopf-, Rücken- und Gelenkschmerzen (z.B. infolge einer Arthrose) in drei von vier Fällen zu einer deutlichen und lang anhaltenden Schmerzlinderung.

Welche Nebenwirkungen können auftreten?

Wie aus der Naturheilkunde bekannt, können sich zu Beginn der Therapie einzelne Symptome vorübergehend verstärken, man spricht hier von der „Erstreaktion". Gelegentlich kommt es zu leichten Blutergüssen oder blauen Flecken, auch kurze Kreislaufreaktionen können während einer Akupunkturbehandlung auftreten, normalisieren sich aber schnell. Um Infektionen zu vermeiden, werden sterile Einmalnadeln aus Edelstahl verwendet.

Sonderformen der Akupunktur

>> **Laserakupunktur:** Die Akupunkturpunkte werden mit einem Softlaserstrahl behandelt. Schmerzen entstehen dabei nicht. Die Laserakupunktur eignet sich vor allem zur Behandlung empfindlicher Körperregionen, bei ausgeprägten Schwächezuständen des Patienten, bei Nadelangst und bei Kindern.
>> **Triggerpunkt-Akupunktur:** Bestimmte für Schmerzen verantwortliche Muskelpartien werden mit der Nadel gereizt, um für eine lokale Muskelentspannung zu sorgen.

>> **Ohrakupunktur:** Mit besonders feinen Nadeln werden spezielle Punkte am Ohr stimuliert, die in Beziehung zu den Organen stehen. Auch das seelische Befinden kann über sie beeinflusst werden.
>> **Schädelakupunktur nach Yamamoto (YNSA):** Eine bewährte Methode, bei der ausschließlich Punkte am Kopf, z.B. an Stirn und Schläfen, genadelt werden.

Welche Rolle spielt die Vorgeschichte?

Vor der eigentlichen Behandlung befragt der Arzt den Patienten ausführlich. Wichtig sind dabei, neben den üblichen schulmedizinischen Daten, Angaben über die Qualität des Schlafs, des Appetits, der körperlichen Belastbarkeit, der seelische Stimmungslage, über Urin, Stuhlgang und Verdauungsbeschwerden, auch berufliche oder familiäre Belastungen, Menstruationsunregelmäßigkeiten, Hitze- oder Kälteabneigung. Eine körperliche Untersuchung, die oft Zungen- und Pulsdiagnose nach chinesischen Kriterien einschließt, rundet das Erstgespräch mit dem Patienten ab.

Wann spürt man eine Besserung und wie lange hält der Therapieerfolg an?

Grundsätzlich gilt: Je länger eine Erkrankung besteht, desto länger muss sie behandelt werden. Bei chronischen Erkrankungen (Krankheiten und Beschwerden, die länger als drei bis sechs Monate andauern), spürt man in der Regel zwischen der dritten und sechsten Sitzung eine positive Veränderung. Die Schmerzen lassen nach, der Schlaf wird tiefer und ruhiger, das Allgemeinbefinden und die seelische Stimmungslage verbessern sich. Erst nach etwa fünf bis sechs Sitzungen lässt sich genauer abschätzen, wie viele Behandlungen noch notwendig sind.

Je nach individueller körperlicher und seelischer Belastung, Fehlernährung oder ungesunder Lebensführung kann es aber auch nach einer gewissen Zeit zu erneuten Beschwerden kommen, sodass weitere Behandlungen oder eine Auffrisch-Akupunktur notwendig werden. Ein lang anhaltender Erfolg stellte sich bei den Patienten ein, die auch ihr Gesundheitsverhalten positiv veränderten.

Wer kann eine Akupunkturbehandlung erhalten?

Für eine Akupunkturtherapie gibt es keine Altersgrenze, auch hochbetagte Menschen können von ihr profitieren. Babys und Kleinkinder reagieren oft sogar besonders sensibel, hier genügt manchmal schon sanfte Massage entlang der Akupunkturpunkte (Akupunktmassage) oder eine schmerzlose Laserakupunktur. Für Schulkinder gibt es neben der Laserakupunktur auch noch die Möglichkeit, mit extrem dünnen, schmerzarmen Nadeln zu behandeln. Bei Erwachsenen entscheidet die körperliche Verfassung darüber, wie viele Nadeln gesetzt werden und wie fein sie sein sollen.

Was kostet eine Akupunkturbehandlung?

Eine Akupunkturbehandlung kostet je nach Behandlungsdauer und -aufwand etwa 30 bis 70 € pro Sitzung. Bei chronischen Knie- und Lendenwirbelsäulenerkrankungen übernehmen die gesetzlichen Krankenkassen die Kosten. Private Krankenversicherungen erstatten je nach Vertrag Akupunktur im Rahmen einer Schmerzbehandlung. Bei anderen Beschwerden ist es empfehlenswert, sich vorher mit der Krankenkasse in Verbindung zu setzen.

Wie finde ich einen guten Akupunktur-Arzt?

Um sich „Akupunktur-Arzt" nennen zu dürfen, ist eine spezielle Ausbildung erforderlich. Die Deutsche Ärztegesellschaft für Akupunktur empfiehlt, sich nur bei einem gut ausgebildeten und erfahrenen Arzt behandeln zu lassen. So können Sie sicher sein, dass die notwendigen schulmedizinischen Abklärungen und Untersuchungen vor der Behandlung erfolgen und bei Bedarf schulmedizinische Begleittherapien eingeleitet werden. Dann besteht keine Gefahr, dass Krankheiten durch „Nichterkennen" verschleppt werden.

Dominik Irnich

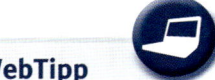

WebTipp
Weitere Informationen im Internet unter
www.daegfa.de

Manuelle Medizin

Manuelle Medizin bezeichnet die Untersuchung und Behandlung von Funktionsstörungen des Bewegungssystems mit der Hand (lat. manus = Hand). Die Bezeichnungen „Manuelle Medizin", „Manualtherapie", „Chirotherapie" und „Chiropraktik" werden teils gleichbedeutend gebraucht. Ursprünglich wurde mit Hilfe von Handgriffen des Manualtherapeuten, sogenannten „Manipulationen", die Beweglichkeit von bewegungseingeschränkten Gelenken wiederhergestellt, Blockierungen wurden gelöst. Inzwischen hat sich die Manuelle Medizin zu einem umfassenden diagnostischen und therapeutischen Verfahren entwickelt. Neben Gelenken werden Funktionsstörungen der Muskulatur, des Bindegewebes, der Aufhängungen innerer Organe, der Nervengleitfähigkeit sowie der Bewegungs- und Haltungssteuerung behandelt. Diese Funktionsstörungen verursachen oft Schmerzen und Bewegungseinschränkungen und können zu chronischen Schmerzerkrankungen beitragen.

Die nachhaltige Wirkung der Manuellen Medizin ist bei akuten und chronischen Schmerzen auch wissenschaftlich nachgewiesen. Insbesondere bei chronischen Schmerzen ist es jedoch wichtig, die Manuelle Medizin in der Diagnostik und Therapie mit anderen Methoden zu kombinieren (multimodale Schmerztherapie).

Man unterscheidet schmerzauslösende und dem Schmerz zugrunde liegende Funktionsstörungen:

Schmerzauslösende Funktionsstörungen:

>> **Muskulatur**: Verspannungen, Triggerpunkte (Druckpunkte erhöhter Reizbarkeit im Muskel)
>> **Wirbelsäule:** segmentale Dysfunktion (Blockierung von Abschnitten der Wirbelsäule), Überbeweglichkeit
>> **Gelenke:** Überbeweglichkeit, Blockierungen einzelner Gelenke
>> **Bindegewebe (u.a. Unterhautgewebe und Faszien)**: Verquellungen, Schmerzpunkte, Faszienstörungen
>> **innere Organe:** Bewegungsstörungen, Triggerpunkte (z.B. Darm)
>> **Nerven:** Gleitstörungen

In der Regel können diese Funktionsstörungen durch den Arzt (Manuelle Medizin) oder Physiotherapeuten (Manuelle Therapie) gut behandelt werden. Insbesondere akute Schmerzen lassen oft prompt nach.

Wichtig ist aber auch die Suche nach den Entstehungsmechanismen der Funktionsstörung, zum Beispiel nach körperlichen (morphologischen) Veränderungen wie beim Gelenkverschleiß (Arthrose) und nach psychosozialen Einflüsse (z.B. muskuläre Daueranspannung durch Stress). Denn sie können dazu führen, dass die Schmerzen nach einer erfolgreichen Behandlung wieder auftreten.

Dem Schmerz zugrunde liegende Funktionsstörungen:

›› veränderte Bewegungsabläufe (Koordinations- und Stereotyp-störungen)
›› mangelnde muskuläre Stabilisation der Wirbelsäule
›› Überbeweglichkeit (konstitutionelle Hypermobilität)
›› mangelnde Kondition (Dekonditionierung)
›› Verkettungen von Funktionsstörungen des Bewegungssystems

Zu einer wirksamen Manuellen Medizin gehört daher neben der Behandlung der schmerzhaften Funktionsstörungen immer auch die Behandlung der zugrunde liegenden Störungen. Hier kommen neben der medizinischen Trainingstherapie zum Beispiel die neurophysiologische Physiotherapie und Krankengymnastik an Geräten zum Einsatz. Entscheidend für den langfristigen Erfolg sind die Eigenaktivität der Patienten und die Umsetzung eines Selbsthilfeprogramms.

Wichtig

Neben den schmerzauslösenden Funktionsstörungen müssen immer auch die dem Schmerz zugrunde liegenden Störungen behandelt werden. Nur wenn der Patient selbst aktiv wird und ein Selbsthilfeprogramm umsetzt, lässt sich ein langfristiger Erfolg erzielen.

Für sehr lang andauernde Schmerzen ist oft eine Kombination verschiedenster Faktoren verantwortlich (z.B. Funktionsstörungen, psychosoziale Einflüsse, degenerative Veränderungen). In diesen Fällen sollte eine multimodale Diagnostik und Therapie durchgeführt werden, z.B. stationär in einer manualmedizinischen Fachklinik.

Welche manualmedizinischen Behandlungsmethoden gibt es?

Es werden unterschiedlichste Techniken eingesetzt. Die Behandlung ist in der Regel nicht schmerzhaft.

Segmentale Behandlung

>> Manipulation (Behandlung von Blockierungen): gezielter schneller Impuls durch Handgriffe im Bereich der Gelenke und/oder Wirbelsäulensegmente durch den Arzt
>> Mobilisation:
passiv: vom Therapeuten durchgeführte Gleitbewegungen, Traktions-, oder Kompressionsbehandlungen
aktiv: durch Muskelaktivierung (MET = Muskel Energie Technik oder PIR(Postisometrische Relaxation)-Technik), Blickrichtungsmobilisation, Atemtechniken
Die Mobilisationstechniken sind durch Physiotherapeuten und Ärzte durchführbar. Die aktiven Techniken kann jeder Patient selbst erlernen.

Weichteiltechniken

Funktionsstörungen der Muskulatur, des Bindegewebes und der inneren Organe werden mit sogenannten Weichteiltechniken behandelt (z.B. Faszienbehandlung, Neuromobilisation). Die Behandlung der Aufhängung innerer Organe ist in Form von osteopathischen Verfahren in die Manuelle Medizin eingeflossen.

Begleittherapien, Eigenübungen

Mobilisationstechniken können leicht erlernt und in der Behandlung immer wieder auftretender Funktionsstörungen angewandt werden.

Übungen zur Verbesserung der Koordination und Stabilisation werden im Rahmen der Physiotherapie erlernt und täglich für ca. 15 Minuten durchgeführt.

Kondition und Stabilisation werden durch Training/medizinische Trainingstherapie verbessert.

Innere Daueranspannung mit muskulärer Überaktivität kann z.B. durch spezielle Entspannungstechniken reduziert werden.

Welche Erkrankungen sind durch Manuelle Medizin behandelbar?

Die Manuelle Medizin behandelt primär keine Schmerzen oder Erkrankungen, sondern Funktionsstörungen, die Schmerzen und Erkrankungen hervorrufen können. Entscheidend ist deshalb eine genaue Befunderhebung.

Erkrankungen/Schmerzsyndrome, denen häufig Funktionsstörungen zugrunde liegen, sind:

›› Schmerzen im Bereich der Lenden-, Hals- und Brustwirbelsäule mit oder ohne Bandscheibenschäden
›› Gelenkschmerzen und Arthrosen
›› Muskelschmerzen
›› Kopfschmerzsyndrome, insbesondere der Spannungskopfschmerz
›› Karpaltunnelsyndrom
›› funktionelle Magen-Darm-Störungen
›› komplexe Schmerzstörungen mit Funktionsstörungen als Teil der Schmerzursache

Risiken und Nebenwirkungen

Jede effektive Therapie hat auch Nebenwirkungen. Die häufigen Nebenwirkungen der Manuellen Medizin wie z.B. Muskelkater, kurzzeitige Schmerzzunahme oder ein „blauer Fleck" (Hämatom) nach einer Behandlung am Muskel sind harmlos. Bei wiederholten und in kurzen Zeitabschnitten durchgeführten Manipulationen kann es aufgrund der mangelnden muskulären Sicherung der Gelenke und/ oder Wirbelsäulensegmente zur Instabilität kommen. Diese ist schmerzhaft und zum Teil schwierig zu behandeln. Daher sollten Manipulationsbehandlungen nicht regelmäßig durchgeführt werden. Sinnvoller ist es, nach den Ursachen der wiederholten Blockierung zu fahnden.

Schwerwiegende Komplikationen der Manuellen Medizin sind sehr selten. Bei vermehrter Knochenbrüchigkeit (Osteoporose, Metastasen in Knochen) kann es zu Knochenbrüchen (Frakturen) kommen. Extrem selten sind Schlaganfälle nach Manipulationen im Bereich der Halswirbelsäule durch Verletzung von Gefäßen, die das Gehirn mit Blut versorgen. Hier ist meistens die falsche Behandlungsindikation die Ursache für die Komplikation.

Kay Niemier

Physiotherapie

Eine physiotherapeutische Behandlung kann einen wichtigen Beitrag leisten, akute oder chronische Schmerzen zu vermindern. Grundsätzlich läuft sie in drei Schritten ab:

>> Befragung und körperliche Untersuchung, um die Ursache, die Natur und das Ausmaß des gesundheitlichen Problems zu erkennen
>> Information und Beratung
>> Zielvereinbarung mit den Betroffenen und Durchführung physiotherapeutischer Maßnahmen

Physiotherapie bei akuten Schmerzen

Bei akuten Schmerzen kommt es darauf an, die Schmerzen zu lindern, die Heilung zu unterstützen und die körperliche Funktion wiederherzustellen. Schmerzlindernde Maßnahmen umfassen das gesamte Spektrum der physikalischen Therapie wie Wärme- und Kälteanwendungen, Lasertherapie, Elektrotherapie sowie manualtherapeutische Verfahren. Die Bewegungsfähigkeit lässt sich über passives

Bewegen eingeschränkter Gelenke und gezielte aktive Übungen wiederherstellen. Anschließend trainiert der Patient komplexe, alltags- und berufsbezogene Bewegungsabläufe, um eine möglichst vollständige Wiedereingliederung in Familie, Beruf und Freizeitaktivitäten zu erreichen.

Kommunikation	Physikalische Therapie	Kognitiv-funktionelle Therapie
Dokumentation	Wärme- und Kälteanwendungen	Bewegungslernen
Information	Elektrotherapie	Übungstherapie: spezifische Übungen wie Dehnung, Aktivierung oder Kräftigung bestimmter Muskeln
Beratung	Lasertherapie	Krafttraining an Geräten
Patientenedukation	Manuelle Therapie: passives Bewegen von Gelenken, Muskeln, Bindegewebe, Nerven	Alltagstraining: Trainieren berufs-, sport- oder alltagsbezogener Aktivitäten, wie z.B. Sitzen am PC oder Überkopfarbeiten wie Anstreichen
Kommunikation und Koordination mit anderen Gesundheitsberufen	Massage	Ausdauertraining: Gehen, Laufen, Schwimmen, Radfahren
		Entspannungstechniken, z.B. progressive Muskelentspannung nach Jacobson

Physiotherapeutische Methoden

Beispiel: Patient mit einer akuten, schmerzhaften Blockade der Halswirbelsäule mit einer ausgeprägten Einschränkung der Drehung des Kopfes nach links

>> Als schmerzlindernde und muskelentspannende Maßnahmen: Wärmepackung, dann Massage der Schulternackenmuskulatur

>> Zur Wiederherstellung der Bewegungsfähigkeit: passives Bewegen des betroffenen Abschnitts der Halswirbelsäule mit manualtherapeutischen Techniken

>> Training von Bewegungsabläufen: Der Patient führt eigenständig kontrollierte Bewegungen in die eingeschränkte Bewegungsrichtung durch, dann folgen komplexere Übungen, welche den Schultergürtel und Armaktivitäten mit einschließen, wie z.B. ein simuliertes Rückwärtsfahren mit dem Auto.

Mehr Lebensqualität durch Aktivität bei chronischen Schmerzerkrankungen

Bei chronischen Schmerzerkrankungen steht meist nicht mehr die eigentliche „körperliche" (strukturelle) Ursache im Vordergrund, sondern eine Vielzahl von Faktoren führt dazu, dass Schmerzen selbst über die normale Heilungszeit hinaus bestehen bleiben. Hauptziel ist es hier, die körperliche Funktionsfähigkeit und damit die Lebensqualität der Patienten durch Physiotherapie zu verbessern. Nachweislich tragen aktive physiotherapeutische Maßnahmen dazu bei, Bewegungsangst abzubauen, Alltags- und Berufsaktivitäten wiederherzustellen und so die gesellschaftliche und berufliche Teilhabe zu ermöglichen.

Passive Maßnahmen wie Massage oder Elektrotherapie sind bei chronischen Schmerzerkrankungen weniger effektiv und sollten daher allenfalls unterstützend zum Einsatz kommen. Nachteilig wirken sich überholte Ansätze der Physiotherapie aus, die einseitiges Krafttraining,

Übrigens

Menschen mit akuten und chronischen Schmerzen können in hohem Maße von Physiotherapie profitieren.

Schonung oder Vermeidung bestimmter Aktivitäten oder Bewegungen propagieren nach dem Motto „Du darfst dich nicht mehr bücken". Vielmehr gehen chronische Schmerzerkrankungen oft mit einer Beeinträchtigung der Körperwahrnehmung einher. Die physiotherapeutischen Maßnahmen bestehen hier darin, ein ungünstiges Bewegungsverhalten aufzeigen, gemeinsam mit dem Betroffenen Wege der Veränderung zu suchen und ein optimales Bewegungsverhalten zu trainieren. Bei chronischen Rückenschmerzen ist es beispielsweise ungünstig, eine stark gebeugte oder überstreckte Rückenposition einzunehmen und Aktivitäten wie Gehen oder Sitzen zu meiden. Denn so werden bestimmte Strukturen im Rücken einseitig belastet, was immer wieder zu Verletzungen und Reizzuständen führen kann. Hier ist es Aufgabe der Physiotherapie, die Betroffenen im Lernen und Trainieren „normaler" (physiologischer) Bewegungen zu unterstützen und so ihr Aktivitätsniveau zu steigern.

Bewegung tut gut

Wichtiger Bestandteil des physiotherapeutischen Schmerzmanagements ist auch die Beratung und Information der Patienten über die Zusammenhänge von Schmerz, Bewegungsverhalten und emotionalem Befinden sowie darüber, wie sie eigenverantwortlich zur Wiederherstellung und Förderung der körperlichen Funktionsfähigkeit beitragen können.

So kann z. B. eine Verbesserung der Ausdauer von Herz und Kreislauf Schmerzen lindern, Stress abbauen und die emotionale Befindlichkeit positiv beeinflussen. Entsprechend den individuellen Vorlieben des Patienten wird mit leichten Ausdauerübungen wie Fahrradfahren, Schwimmen oder Gehen begonnen, die nach und nach gestei-

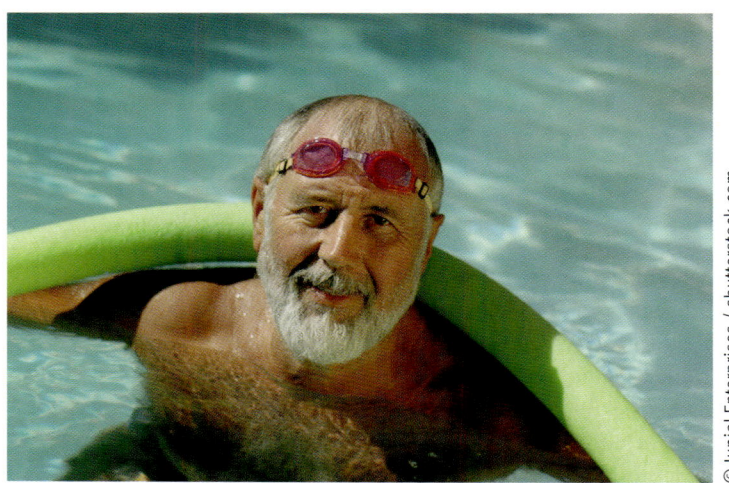

© Junial Enterprises / shutterstock.com

Gut für Körper und Psyche: Bewegung

gert werden. Ziel ist es, eine halbstündige Herz-Kreislauf-Belastung viermal in der Woche durchzuführen.

Eine weitere Maßnahme kann Krafttraining mit seinen positiven Auswirkungen auf die Schmerzempfindlichkeit und körperliche Belastbarkeit sein. Ausdauer- und Krafttraining tragen durch die Ausschüttung körpereigener Endorphine zur Schmerzlinderung bei und können chronische entzündliche Prozesse verlangsamen.

Auf der Grundlage der physiotherapeutischen Untersuchungen werden spezielle Übungsprogramme entworfen, die auf die individuellen Vorraussetzungen der Patienten zugeschnitten sind. Dies können Übungen sein, um die Beweglichkeit und die Bewegungsqualität zu verbessern, bestimmte Muskelgruppen zu aktivieren, zu dehnen oder zu entspannen.

Weiterhin ist es wichtig, dass komplexe Bewegungsabläufe, wie z.B. Fliesenlegen, Autofahren oder Arbeit am PC, im Alltagstraining schrittweise trainiert und stufenweise in ihrer Belastungsintensität gesteigert werden. So können Körper und Gehirn schrittweise wieder an eine normale Belastbarkeit herangeführt werden und Angst vor Bewegung wird vermindert.

Axel Schäfer

Psychologische Schmerztherapie

Kognitive Verhaltenstherapie

Bei Patienten mit chronischem Schmerz wird zusätzlich zu medizinischen Maßnahmen häufig die Kognitive Verhaltenstherapie (KVT) angewendet. Dieses Verfahren geht davon aus, dass die Art und Weise, wie wir mit unseren Gedanken, Gefühlen und unserem Verhalten auf Stress im Alltag reagieren, körperliche Schmerzen aufrechterhält oder sogar verstärkt (s. Abb. S.120). Auch der Schmerz selbst kann ein hoher Stressfaktor sein. Schmerzzustände, die durch psychischen Stress allein verursacht werden sind eher selten (s. Kap. „Schmerz und Psyche"). Da es sich um komplexe Wechselwirkungen zwischen Psyche und Körper handeln kann, ist eine gute Zusammenarbeit zwischen dem behandelnden Arzt und einem wenn möglich auf Schmerz spezialisierten Psychotherapeuten notwendig.

Welche Verhaltensweisen können zu Schmerzen führen?

>> **Psychosoziale Stressoren**, wie zum Beispiel anhaltende Konflikte mit Kollegen oder Vorgesetzten am Arbeitsplatz, mit dem Partner, mit Kindern oder anderen Personen (z.B. Eltern). Der Stress manifestiert sich in den unterschiedlichsten Körperregionen, meist als erhöhte Muskelspannung, beispielsweise im unteren oder oberen Rücken, in der Kaumuskulatur oder auch in der Muskulatur des Magens-Darm-Traktes. Parallel dazu kann die Schmerzempfindlichkeit zunehmen, da im Stresszustand vermehrt Stresshormone wie Cortisol ausgeschüttet werden.

>> **Körperliche Stressauslöser:** Anhaltende einseitige, z.B. vornübergebeugte Körperhaltungen oder die häufige Wiederholung bestimmter Bewegungsabläufe können Muskeln, Bänder, Gelenke oder Bandscheiben überlasten. So entstehen Schmerzen im Rücken, Arm (z.B. sog. Tennisarm) oder in anderen Körperteilen. Die einseitigen Körperhaltungen können durch äußere Vorgaben bedingt sein, beispielsweise den Arbeitsplatz. Sie können aber auch als „innere Zwänge" in Form automatischer (verinnerlichter) Gedanken und Verhaltensweisen Schmerzen aufrechterhalten.

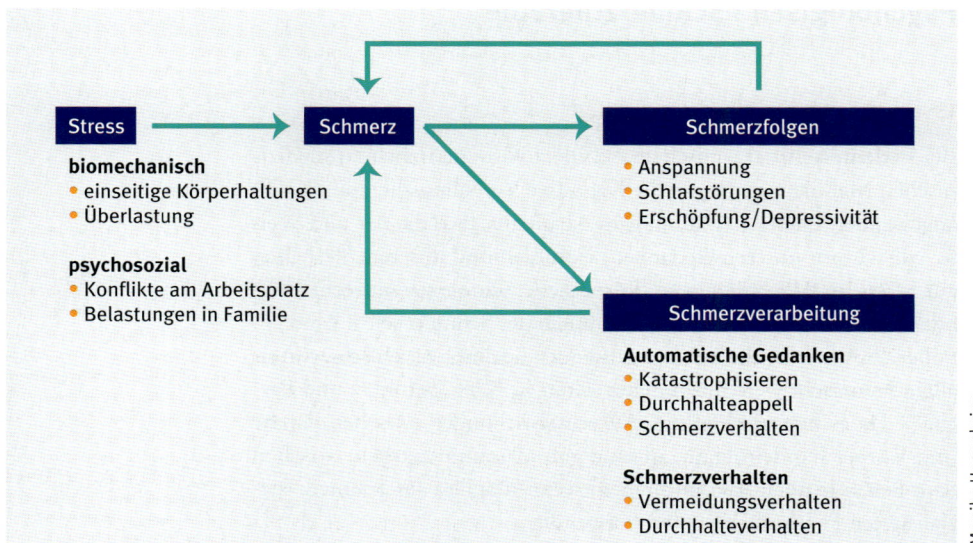

© Monika Hasenbring

**Schmerzaus-
lösende und -auf-
rechterhaltende
Faktoren**

》 **Innere Zwänge/Schmerzverarbeitung**, wie zum Beipiel Durch-
haltenwollen. Führt eine dauerhaft vornübergebeugte Haltung zu
Schmerzen im Rücken, würden diese durch günstige Gedanken
(„Ich brauchte eine Pause") und daraus resultierendes Verhalten
(tatsächlich kurze Pausen einzulegen) gemindert. Durch Gedanken
des Durchhaltenwollens („Stell' dich nicht so an, du kannst dich
heute Abend ausruhen"), des Bagatellisierens („Ist nicht weiter
schlimm") und Ignorierens („Einfach nicht beachten") sowie damit verbundene Durchhaltestrategien (trotz Schmerzen die Aktivität unbedingt erst zu Ende zu bringen) werden die Schmerzen
dagegen verstärkt.
Ebenfalls ungünstig ist die gegenteilige innere Haltung, die „ängst-
lich-vermeidende Schmerzverarbeitung". Solche Patienten erleben
anhaltende Schmerzen als sehr bedrohlich und empfinden eine
extreme Bewegungsangst. Um den Schmerzen auszuweichen, ver-
zichten sie zum Beispiel nicht nur auf Sport, sondern vermeiden
auch kaum anstrengende körperliche Aktivitäten wie Spazieren-

gehen, was sich ungünstig auf die Schmerzkrankheit auswirkt. Nicht selten erleben solche Menschen beide Extremformen der Schmerzverarbeitung an einem Tag, indem sie zum Beispiel während der Arbeitszeit „tapfer durchhalten" und am Abend, wenn die Schmerzen durch die fehlende Ablenkung sehr viel stärker wahrgenommen werden, plötzlich mit starken Angstgedanken (Katastrophisieren) reagieren, die zu einem zunehmend passiven Verhalten führen. Typische Angstgedanken sind beispielsweise „Was ist, wenn diese Schmerzen überhaupt nicht mehr aufhören? Habe ich eine schlimme Krankheit?"

>> **Bio-psycho-soziale Folgen des Schmerzes:** Wenn Schmerzen nicht in absehbarer Zeit auf medizinische Maßnahmen ansprechen, führen sie häufig zu Schlafstörungen, erhöhter Müdigkeit am Folgetag und vermehrter Anstrengung, weil versucht wird, dennoch alle Alltagspflichten zu erfüllen. Dauert dieser Zustand an, folgen Erschöpfung und Gefühle des Versagens mit depressiver Stimmung. Resignative Gedanken („Hilf-/Hoffnungslosigkeit") wie auch die vermehrte Anstrengung führen dann in einen Teufelskreis der zunehmenden Schmerzverstärkung.

Ziel: Vom ungünstigen zum günstigen Verhalten kommen

Kognitive Verhaltenstherapie versucht, ungünstige Gedanken- und Verhaltensmuster im Umgang mit möglichen Stressoren wie auch mit dem Schmerz selbst aufzuspüren. Anschließend sollen diese in enger Abstimmung zwischen Patient und Therapeut in kleinen Schritten verändert werden, um den Teufelskreis aus Stress, Schmerz, verstärktem Stress und verstärkten Schmerzen zu durchbrechen.

Übrigens

In der Kognitiven Verhaltenstherapie (KVT) lernt der Schmerzpatient, seine Verhaltensmuster im Umgang mit Stress und dem Schmerz selbst zu erkennen und zu verwandeln, damit sie nicht länger schmerzverstärkend wirken.

1. Schritt: Situationsanalyse

Um ungünstige automatische Gedanken und Verhaltensweisen aufzuspüren, eignen sich sogenannte Situationsanalysen. Dabei wird der Patient ermuntert, sich an eine typische Situation, in der die Schmerzen stärker werden, so lebendig wie möglich zu erinnern. Der Therapeut begleitet seinen Patienten dabei, den Ablauf einer solchen schmerzauslösenden/schmerzverstärkenden Situation so genau wie möglich, quasi wie durch ein Mikroskop, aufzuschlüsseln. Beispielsweise wird er angeleitet, zu beobachten, welche automatischen/gewohnten, in Bruchteilen von Sekunden ablaufenden Gedanken aufgetreten sind, von welchen Gefühlen diese begleitet wurden und mit welchen Verhaltensweisen er dann reagierte. Darüber hinaus wird geschaut, welche Handlungsmöglichkeiten der Patient grundsätzlich kennt, um diese oder ähnliche Situationen zu bewältigen und unter welchen Umständen er diese ausführt oder unterlässt. Diese Situationsanalysen können durch systematische Selbstbeobachtungen (u.a. durch ein Schmerztagebuch) des Patienten zu Hause sehr gut ergänzt werden.

Im Verlauf einer oder mehrerer Situationsanalysen werden typische Gewohnheiten (Verhaltensmuster) gedanklicher und verhaltensmäßiger Stress- oder Schmerzbewältigung entdeckt. Sie können dem Patienten entweder nicht bewusst sein oder grundsätzlich zwar bewusst, aber aufgrund des gewohnheitsmäßigen Ablaufs ohne Weiteres nicht änderbar sein.

2. Schritt: Änderungsziele vereinbaren

In einem zweiten Schritt vereinbaren Therapeut und Patient gemeinsam Änderungsziele. Diese sollten so konkret wie möglich als günstige Gedanken und/oder Verhaltensweisen formuliert werden. Änderungen müssen in kleine, umsetzbare Schritte aufgeteilt werden. Dabei kann der Patient jederzeit innehalten und gegebenenfalls Ziele verändern. Dies ist notwendig, da Ängste vor unerwünschten Veränderungen den Erfolg der Therapie verhindern bzw. hinauszögern können. Ein weiterer wichtiger Punkt in der Therapie ist, sich auch für kleine positive Veränderungen in den Gedanken oder im Verhalten zu loben und diese anzuerkennen.

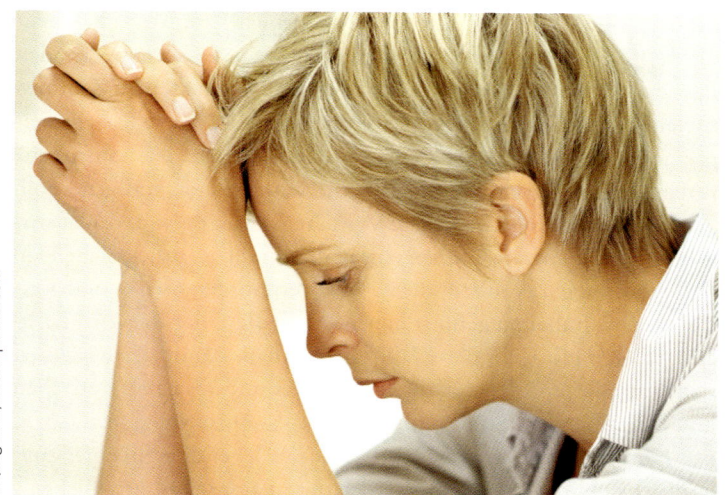

JElgaard/iStockphoto.com

Stress kann auf vielfältige Weise Schmerzen auslösen.

Mit Rollenspielen neues Verhalten einüben

Neues Verhalten, beispielsweise dem Kollegen in einer Konfliktsituation mit selbstsicherem Verhalten entgegenzutreten, wird zunächst in der Therapie in Rollenspielen erprobt. In diesem Schonraum erlebt der Patient, wie sich verschiedene alternative Verhaltensweisen anfühlen. Er macht Erfahrungen damit, wie schwierig die neue Verhaltensweise für ihn ist (leicht/schwer), ob sie den eigenen Vorstellungen entspricht („Passt dieses Verhalten zu mir? Bin ich das noch?") und wie effektiv sie ist („Führt das wirklich zu weniger Ärger oder Angst?", „Führt das Verhalten zu mehr Entspannung, zu weniger Schmerzen oder auch zu einem gelasseneren Umgang mit einer Kon-

Übrigens

Neue Verhaltensweisen werden in der KVT im geschützten Rahmen der Therapie erprobt und – wenn sie sich „richtig" anfühlen – ins Alltagsleben eingebracht.

fliktsituation?"). Im Rahmen des Rollenspiels kann der Therapeut die Rolle des Gegenparts übernehmen, im weiteren Verlauf auch den Part des Patienten, um modellhaft das neue Verhalten zu demonstrieren. In der Gruppentherapie werden Mitpatienten zu Rollenspielpartnern. Im Laufe der Therapie werden konkrete „Hausaufgaben" vereinbart, die der Patient möglichst in seinem Alltag umsetzen soll.

Bei besonders hartnäckigen Verhaltensmustern ist davon auszugehen, dass sie auf langjährigen, bis in die Kindheit zurückreichenden Lernerfahrungen beruhen, die zu sehr verfestigten Denk- und Verhaltensgewohnheiten geführt haben. Auch diese tiefsitzenden Lernerfahrungen gilt es in der KVT zu erkennen, damit der Patienten seine im Hier und Jetzt erlebten Verhaltensmuster besser verstehen und einordnen kann und um seine Motivation zu steigern.

Normalerweise wird die KVT einmal wöchentlich für eine Stunde durchgeführt. Gegen Ende werden die Sitzungen „ausgeschlichen", d.h. der Abstand zwischen den Sitzungen auf zwei, vier oder sechs Wochen vergrößert, was individuell zwischen Patient und Therapeut vereinbart wird. Dies hat den Sinn, erreichte Verhaltensänderungen über längere Zeit ohne Therapie ausprobieren zu können, also ins Leben zu bringen, und Rückfällen vorzubeugen. Denn oft wird erst über einen längeren Zeitraum erkannt, ob sich „alte" Gewohnheiten wieder eingeschlichen haben, die dann im Rahmen der Therapie besprochen werden können.

Bei welchen Schmerzformen eignet sich die KVT?

Bei chronischen Schmerzerkrankungen strebt die KVT an, Patienten eine spürbare Schmerzlinderung und trotz verbleibender Schmerzen ein aktiveres und erfüllteres Leben zu ermöglichen. In jüngerer Zeit wird die KVT zunehmend auch bei nicht-chronischen Schmerzen (subakuten Schmerzen) empfohlen, insbesondere bei Rückenschmerzen. So wird verhindert, dass leichte Schmerzformen, wie sie immer wieder auftreten können, in ein chronisches Stadium einmünden.

Monika Hasenbring

Tiefenpsychologische Behandlung

Neben der Verhaltenstherapie gibt es ein weiteres von den Krankenkassen genehmigtes Behandlungsverfahren, das als „tiefenpsychologisch-
fundierte Psychotherapie" bezeichnet wird. Die tiefenpsychologisch-
fundierte Psychotherapie (TP) beruht auf den theoretischen Grundlagen der von Sigmund Freud begründeten und später weiterentwickelten Psychoanalyse. „Tiefenpsychologie" verweist u.a. auf die unbewussten, verdrängten bzw. unverarbeiteten Konflikte aus der Vergangenheit, die sich durch ihren andauernden Einfluss auch heute
noch auf unser Erleben negativ auswirken können.

Worum geht es in der tiefenpsychologischen Behandlung?

›› **Das Unbewusste:** In der TP geht man davon aus, dass es neben
dem bewusst zugänglichen Teil unserer Seele auch Teile gibt, die
uns nicht bewusst sind, die aber dennoch wirksam sind und Einfluss auf unser inneres Erleben und unser äußeres Handeln haben.
Die Behandlung zielt darauf ab, einen Teil dieses Unbewussten
erkennbar zu machen, um dem Patienten eine bessere Erkennt-
nis und Befriedigung seiner Bedürfnisse zu ermöglichen.

›› **Die Beziehungsgestaltung (Übertragung):** Eine bestimmte Art
und Weise der Kontaktaufnahme zu anderen Menschen und
deren Bewertung ist typisch für jeden von uns. Wir entwickeln
in unserer Kindheit durch die Auseinandersetzung mit unseren
Eltern und/oder anderen wichtigen Bezugspersonen bestimmte
„Beziehungsmuster" und neigen dazu, Beziehungen, die wir später in unserem Leben zu weiteren Menschen aufnehmen, nach
den gleichen Mustern zu organisieren. In der Therapie wird
versucht, diese Muster zu erkennen und bewusst zu machen, um
eine größere Variationsbreite des Verhaltens zu ermöglichen und
zu verhindern, dass man immer wieder die gleichen Konflikte
erlebt. Die Wurzel des Verhaltensmusters liegt also in der Kindheit, der belastende Konflikt hingegen in der Gegenwart.

›› **Die Kindheit:** Die Entwicklung in der Kindheit und Jugend gilt
als bestimmend für die spätere Persönlichkeit. Somit werden
auch die Ursachen für tiefe psychische Krisen im Erwachsenen-

alter zumeist in der frühen Kindheit gesehen. In der Therapie wird daher nicht nur das aktuelle Krankheitsgeschehen angeschaut, sondern die gesamte Lebensgeschichte. Viele sind verwundert, wenn der Therapeut bei gegenwärtigen Schmerzen sogar nach den Geburtsumständen fragt. Aber Wissenschaftler haben festgestellt, dass früheste Erfahrungen mit Schmerzen die Reaktion des Gehirns auf Schmerzen verstärken kann. Auch bei Frühgeborenen wurde diese erhöhte „Schmerzsensibilität" bis ins Erwachsenenalter festgestellt.

>> **Der Gefühlsausdruck:** Menschen können Gefühle zurückhalten, unterdrücken oder ganz verdrängen, z.B. dann, wenn der Mensch versucht, angesichts starker Trauer oder Wut das „Gesicht zu wahren". Gezeigte oder unterdrückte Gefühle gehen mit einer inneren Erregung und muskulären Anspannung einher, man spricht auch von „psycho-vegetativer Erregung". Je heftiger nun das „unterdrückte" Gefühl ist, desto stärker ist die körperliche Reaktion, wie z.B. schmerzhafte Schluckbeschwerden beim Zurückhalten der Trauer auf einer Beerdigung. Diese vegetativen Vorgänge können so stark sein, dass sie entweder ehemals körperliche Schmerzen verstärkend überlagern oder sich eigenständige, psychisch bedingte Schmerzen entwickeln, für die der Arzt dann keine körperliche Erklärung findet.

1. Schritt: Tiefenpsychologisch orientierte Diagnostik

Bei der Behandlung chronischer Schmerzen steht, wie bei allen anderen Verfahren, zunächst die diagnostische Abklärung im Vordergrund. Zwei wichtige Voraussetzungen für diese vertrauliche Zusammenarbeit von Patient und Therapeut sind, dass der Patient sich mit seinen Schmerzen ernst genommen fühlt und dass er zu einer Betrachtung seiner chronischen Schmerzen unter „bio-psycho-sozialen" Gesichtspunkten bereit ist. Diese „ganzheitliche" Betrachtung („Körper – Geist – Seele") einer Schmerzkrankheit versteht sich nicht als letztes Mittel, wenn nichts anderes mehr hilft, sondern ist eine wichtige Ergänzung zur körperlichen Untersuchung. Es kann deshalb notwendig sein, dass der Therapie eine „Informationsphase"

Übrigens

Ein geringes Geborgenheitsgefühl in Kindheit und Jugend, Misshandlung oder Abwertungen durch die Eltern, sexueller Missbrauch, häufiger Streit zwischen den Eltern und alle Erlebnisse, die als körperliches und/oder seelisches „Trauma" (z.B. Vernichtungsangst bei Überfällen) erlebt werden, können Hinweise auf eine psychosomatische Schmerzkrankheit sein.

vorgeschaltet wird, um zunächst die bio-psycho-sozialen Zusammenhänge von Schmerzen nachvollziehbar zu machen (s. a. Kap. „Akuter und chronischer Schmerz" und Kap. „Schmerz und Psyche").

Bei der diagnostischen Klärung wird geschaut, ob es einen zeitlichen Zusammenhang zwischen dem Beginn der Schmerzen und einem lebensgeschichtlich bedeutsamen Ereignis oder Lebensabschnitt gibt (u.a. Todesfall, Kündigung, Scheidung, Hausbau, Pflegefall).

Für die tiefenpsychologisch orientierte Diagnostik ist auch wichtig, ob es in den Entwicklungsphasen von Kindheit und Jugend Hinweise auf Überforderungen, Ängste oder Depressionen gibt, da sie eine spätere Chronifizierung von Schmerzen begünstigen können oder sogar die Ursache einer psychosomatischen Schmerzkrankheit sein können. Hinweise sind z.B. ein geringes Geborgenheitsgefühl in Kindheit und Jugend, Misshandlung oder Abwertungen durch die Eltern, sexueller Missbrauch, häufiger Streit zwischen den Eltern, also Erlebnisse, die der Mensch aus seiner Sicht als körperliches und/ oder seelisches „Trauma" (z.B. Vernichtungsangst bei Überfällen) erlebte.

Darüber hinaus wird geprüft, ob lang anhaltender körperlicher, psychischer oder sozialer Stress der letzten Jahre oder Monate für die Aufrechterhaltung der Schmerzen verantwortlich ist. Aus diesem Grunde achtet der Therapeut besonders auf „ schwelende" Konflikte in Beruf oder Familie, auf „überspielte" Kränkungen und „verleugnete" (Selbst-) Überforderung.

Zwei therapeutische Wege: aufdeckend oder bewältigungsorientiert

Die diagnostische Klärung gibt der Therapie eine Richtung. Die anschließende Therapie kann dann zwei Richtungen einschlagen: entweder den „aufdeckenden" Weg oder ein „bewältigungsorientiertes" Vorgehen. Beim aufdeckenden Weg wird versucht, verdrängtes Erleben und die damit verbundenen belastenden Gefühle bewusst zu machen, um sie einer bewussten Verarbeitung zuzuführen. Diese erlebt der Mensch als „tiefe Entlastung", kann sich besser akzeptieren und Verhaltensalternativen finden, um sich beispielsweise anders als durch Schmerz vor Überforderung zu schützen.

Beim zweiten Weg des bewältigungsorientierten Vorgehens wird versucht, im Hier und Jetzt Möglichkeiten zu finden, nicht vom eigenen Schmerz vereinnahmt zu werden und trotz Anwesenheit von Schmerz ein aktives, zufriedenstellendes Leben zu führen. Dazu gehört eine gewisse Änderungsbereitschaft, zum Beispiel hinsichtlich einer realistischen Einschätzung der eigenen Leistungsfähigkeit und Grenzen („Grenzen zu haben ist menschlich, manchmal erfahren wir sie zuerst körperlich").

Die Behandlung kann in Einzelgesprächen oder in der Gruppe stattfinden. Viele Patienten können sich zunächst nicht vorstellen, einem oder mehreren fremden Menschen gegenüber offen von ihrer Lebensgeschichte zu erzählen. Doch im Verlauf bestätigen viele, wie gut es tut, sich jemandem, der nicht zur Familie gehört, anzuvertrauen und durch die Gruppe zu erfahren, dass man „mit seinem Problem nicht allein ist".

Wie Untersuchungen zur Wirksamkeit tiefenpsychologischer Verfahren bei chronischem Schmerz gezeigt haben, können nicht nur die Schmerzen deutlich gelindert werden, sondern auch die mit den Schmerzen einhergehenden Ängste und Depressionen. Darüber hinaus werden die Schmerzpatienten im Vergleich zu einer rein medizinisch-medikamentösen Behandlung sozial und körperlich aktiver.

Hans-Günter Nobis

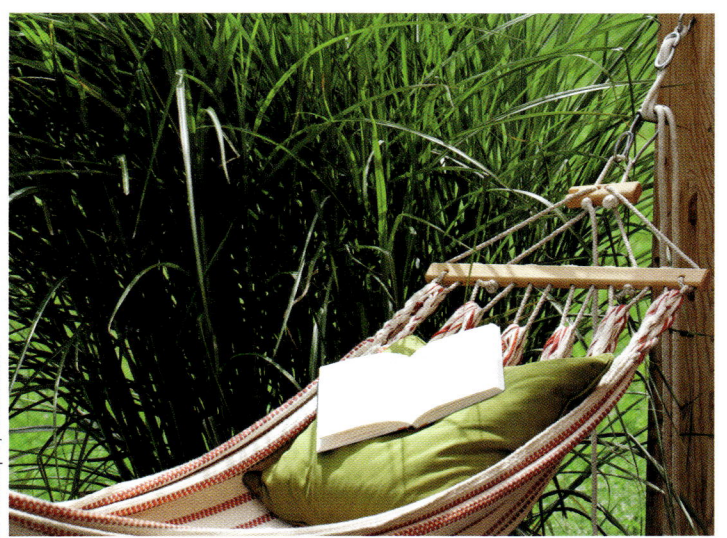

© monropic/fotolia.com

Ziel aller Entspannungsverfahren ist ein verbessertes emotionales und körperliches Wohlbefinden.

Entspannungstherapie

Heute sind Entspannungsverfahren aus der Behandlung von Patienten, die unter chronischen Schmerzen leiden, nicht mehr wegzudenken. In nahezu jeder Einrichtung, die Schmerzkranken eine multimodale Behandlung anbietet, und bei fast jedem niedergelassenen Psychotherapeuten gehört mindestens ein Entspannungsverfahren routinemäßig zur Behandlung.

Als zusätzlicher Therapiebaustein bei chronischen Schmerzen können Entspannungsverfahren den Behandlungserfolg beschleunigen oder verfestigen.

„Du kannst zwar die Wellen nicht aufhalten, aber du kannst lernen, sie zu reiten"

Yogi Swami Satschitananda

Übrigens

Alle Entspannungsverfahren verbessern die Selbstkontrolle des Patienten über seine körperlichen Zustände und mindern so das Gefühl, dem Schmerz ausgeliefert zu sein.

Wie helfen Entspannungsverfahren?

Alle Entspannungsverfahren verbessern die Selbstkontrolle des Patienten über seine körperlichen Zustände und mindern so das Gefühl, dem Schmerz ausgeliefert zu sein.

Außerdem lernt der Patient, sich auf bestimmte Dinge oder auch auf das eigene Erleben zu konzentrieren. Das hilft dabei, störende Außenreize zu ignorieren und eigene Bedürfnisse besser wahrzunehmen.

Alle Entspannungsverfahren führen zu einer Entspannungsreaktion und damit einer körperlichen und seelischen Beruhigung. Insbesondere bei chronischen Schmerzen lässt sich so der Teufelskreis aus Schmerzen und ansteigender Muskelspannung durchbrechen. Ziel aller Entspannungsverfahren ist ein verbessertes emotionales und körperliches Wohlbefinden.

Progressive Muskelrelaxation nach Jacobson

Dieses bekannte Verfahren beruht auf einer willentlichen, aufeinanderfolgenden Anspannung einzelner Muskelgruppen mit nachfolgend bewusstem Loslassen. Während der Übung konzentrieren sich die Teilnehmer auf die jeweils von dem Therapeuten angegebene Muskelgruppe, spannen sie gerade spürbar für etwa zehn Sekunden an und versuchen, diese Anspannung bewusst wahrzunehmen. Danach wird die jeweilige Muskelgruppe bewusst entspannt, wobei die Teilnehmer erneut versuchen, den Unterschied wahrzunehmen.

Autogenes Training (AT)

Das Autogene Training ist wie die Progressive Muskelentspannung ein sogenanntes übendes Verfahren, wobei es sich um eine konzentrative Selbstentspannung handelt. Anders als bei der progressiven Muskelentspannung „tut" der Patient hier nichts aktiv, sondern er soll durch die Anleitung bestimmte Empfindungen des Körpers wahrnehmen bzw. sich vorstellen (z.B. „Mein rechter Arm wird warm").

Hypnose

Die Hypnose begünstigt über bestimmte Einleitungsprozeduren (z.B. spezielle Sprachmuster) eine besondere und umfassende gedankliche, emotionale und körperliche Wahrnehmungs- und Erlebnisverarbeitung. Eine zu hypnotisierende Person muss „suggestibel" sein, d.h. empfänglich für die o.g. Einleitungsprozeduren. Anschließend wird durch den Therapeuten ein veränderter Bewusstseinszustand herbeigeführt, in dem der Patient beispielsweise eine deutlich höhere Schmerzschwelle haben kann. Die Technik der Hypnose kann von Patienten in Form der Selbsthypnose erlernt werden.

Imaginative Verfahren
Imaginative Verfahren nutzen das menschliche Vorstellungsvermögen, um spontan auftretende und bewusst herbeigeführte innere Bilder therapeutisch wirken zu lassen. Patienten können so lernen, mithilfe ihrer inneren Bilder ihre Schmerzen zu reduzieren bzw. die Belastung durch den Schmerz zu verringern. Zumeist kommen sogenannte Fantasiereisen zur Anwendung, in denen sich die Patienten beispielsweise einen Spaziergang über eine Waldlichtung oder am Strand entlang vorstellen und die damit verbundenen angenehmen Empfindungen wahrnehmen.

Achtsamkeit und Meditation
In jüngerer Zeit halten Achtsamkeitsübungen und Meditation zunehmend Einzug in die Behandlung von Patienten mit chronischen Schmerzerkrankungen. Ihren Ursprung haben meditative Verfahren in religiösen Übungen, die der Erweiterung des Bewusstseins dienen sollen. Achtsamkeitsbasierte Meditationsübungen können Schmerzpatienten helfen, ihren körperlichen Zustand besser zu akzeptieren, um so wieder mehr Energie und Kraft für Aktivitäten oder den Genuss der für sie persönlich bedeutsamen Dinge aufzubringen.

Bernhard Klasen

Übrigens
Entspannungsverfahren sind gegen chronische Schmerzen sehr gut wirksam – was auch wissenschaftlich untersucht und belegt ist.

Biofeedback

Eine hohe Erregung kann Schmerzzustände auslösen. Diese Erregung kann als Folge von Angst vor Schmerzen, einer gedrückten Stimmung (Depression), Ärger oder Aufregung entstehen. Daher lassen sich Schmerzen auch lindern, indem die Erregung vermindert wird.

Wie funktioniert Biofeedback?

Zunächst wird die im Körper vorhandene Aktivität gemessen. Dazu werden Elektroden an das von Schmerz betroffene Körperteil angeschlossen. Dieser Vorgang ist vollkommen schmerzfrei und ungefährlich. Die gemessenen körperlichen Prozesse werden dann kontinuierlich über ein akustisches (hörbares) oder visuelles (sichtbares) Signal an den Patienten rückgemeldet. Der Patient wendet dieses Signal an, um sein Erregungsniveau zu kontrollieren und in die gewünschte Richtung zu verändern.

Beispiel

Biofeedback ist bei Patienten mit Bluthochdruck sehr effektiv: Der systolische Blutdruck wird als Tonsignal kontinuierlich rückgemeldet. Wenn er ansteigt, wird der Ton höher, und umgekehrt. Durch Biofeedback kann man innerhalb von 10–20 Minuten lernen, seinen Blutdruck um etwa 20 mmHg zu regulieren, indem man systematisch Vorstellungen ausprobiert, die entweder beruhigen oder aufregen. Je nach Vorstellung reagiert der Körper mit einer Blutdruckänderung.

Biofeedback in der Schmerzbehandlung

Auch bei Schmerzen ist das Biofeedbacktraining wirksam. Der Patient lernt eine verbesserte Selbstregulation.

>> **Rückenschmerz:** Hier wird beispielsweise die mit den starken Schmerzen oft verbundene Muskelverspannung gemessen und dem Patienten als wahrnehmbares Signal rückgemeldet. Durch Entspannungstechniken oder das Vorstellen beruhigender Situationen übt er, diese Verspannung zu beeinflussen.
>> **Neuropathische Schmerzen:** Dabei hat sich die Rückmeldung der Körpertemperatur in der betroffenen Region bewährt. Anschlie-

Übrigens

Beim Biofeedback wird ein normalerweise nicht spürbarer körperlicher Vorgang gemessen und als ein gut wahrnehmbares Signal „rückgemeldet". Über diese Rückmeldung kann der Patient lernen, ihn zu beeinflussen.

ßend soll der Patient versuchen, die Hauttemperatur zu vermindern, da sich so häufig auch die Schmerzwahrnehmung vermindert.

›› **Spannungskopfschmerz und Migräne:** Hier ist es das elektrische Erregungsniveau des Stirn- bzw. Nackenmuskels, das dem Patienten in Form eines akustischen und/oder optischen Signals rückgemeldet wird (EMG-Biofeedback). Ziel ist es wiederum, das aktuelle muskuläre Erregungsniveau durch Entspannung zu vermindern, auch unter Belastungs- und Stresssituationen. Außerdem soll der Patient lernen, den Anspannungszustand der Muskulatur besser wahrzunehmen.

Auf die Bewältigung des akuten Migräneanfalls zielt das sogenannte Vasokonstriktionstraining ab. Dabei wird die Gefäßweite der Schläfenarterie mittels Infrarotmessung über den Blutvolumenpuls (= die Menge Blut, die in einer bestimmten Zeiteinheit durch das Gefäß fließt) bestimmt. Durch unmittelbare Rückmeldung an den Patienten trainiert er, die Schläfenarterie zu verengen. Zunächst wird die Gefäßverengung im schmerzfreien Zeitraum eingeübt. Später

WebTipp

Nähere Informationen zu Biofeedback bei Kopfschmerz und Hilfe bei der Therapeutensuche gibt es auf der Webseite der Deutschen Migräne- und Kopfschmerzgesellschaft www.dmkg.de, der Deutschen Gesellschaft für Biofeedback www.dgbfb.de und bei der Psychotherapeutenkammer.

können diese Strategien zur Gefäßverengung bei den ersten Anzeichen eines echten Migräneanfalls angewendet werden, um die Kopfschmerzattacke abzumildern oder zu verhindern.

In einigen Studien, vor allem bei kindlicher Migräne, hat sich das Handerwärmungstraining (thermales Feedback) als wirkungsvoll erwiesen. Das Kind lernt dabei, die Hauttemperatur an den Händen durch Rückmeldung der Temperatur willentlich zu erhöhen, was physiologisch durch eine Blutumverteilung gelingt.

Wie wirksam ist Biofeedback?

Durch Biofeedbackverfahren lassen sich die Schmerzen um 50 bis 60% lindern, was einer medikamentösen Behandlung vergleichbar ist. Man darf aber nicht verschweigen, dass die Behandlung wesentlich länger dauert (etwa 20 bis 40 Sitzungen) und damit erst nach Wochen ein Effekt spürbar wird. Die Wirkung ist aber im Vergleich zur medikamentösen Behandlung viel nachhaltiger. Es wird empfohlen, alle sechs bis zwölf Monate eine „Auffrischsitzung" zu machen, um den Effekt dauerhaft zu stabilisieren. Positiv zu werten ist zudem, dass keine Nebenwirkungen auftreten.

Was kostet die Behandlung?

Zurzeit ist die Biofeedbackbehandlung eine Zusatzleistung, die gelegentlich im Rahmen einer Verhaltenstherapie angewendet oder als eigenständige Maßnahme durchgeführt wird. In letzterem Fall muss der Patient einen Teil der Kosten der Behandlung selbst tragen.

Peter Kropp

Hypnose

Bis zur Einführung von Äther (1846) und Chloroform (1847) war die Hypnose eines der wenigen wirksamen „Schmerzmittel" (Anästhetika). Die Schmerzkontrolle war daher schon immer eines ihrer wichtigsten Anwendungsgebiete. Die Behandlung der Migräne mit

Hypnose wurde erstmalig 1893 beschrieben. Heute wird die Hypnose insbesondere dann empfohlen, wenn die üblichen Schmerzmittel nicht wirken oder aus medizinischen Gründen (z.B. der Schwangerschaft) nicht angewandt werden können. Hypnose kann sowohl bei akuten (z.B. Zahnschmerzen) als auch bei chronischen Schmerzen (z.B. Kopf- und Rückenschmerzen) eingesetzt werden.

Die Wirksamkeit von Hypnose in der Behandlung von Schmerzen ist inzwischen wissenschaftlich gut belegt.

Wie läuft die Hypnose ab?

Der Therapeut führt den Patienten in einen tiefen Entspannungszustand, die sog. Trance. Kennzeichnend dafür ist eine veränderte Zeit- und Außenwahrnehmung: Die Zeit vergeht meistens „wie im Flug", und äußere Reize wie z.B. Straßenlärm werden komplett ausgeblendet. In diesem Zustand ist das Gehirn besonders aufnahmefähig und kreativ. Die oft zitierte Willenlosigkeit unter Hypnose ist nach heutigem Erkenntnisstand aber ein Vorurteil.

Wie wirkt die Hypnose bei Schmerz?

Der Schmerzpatient entwickelt innere Bilder und leitet darüber Veränderungsprozesse ein. Dies können Vorstellungsbilder zum Schmerz sein, die dann verändert werden, z.B. bei Migräne der Schmerz als ein brodelnder Vulkan, der zunehmend erkaltet. Oder der Patient entwickelt vom Schmerz ablenkende Bilder, beispielsweise einen inneren Ort des Wohlbefindens. Dadurch kommt es zur Schmerzlinderung und in seltenen Fällen auch zu einer vorübergehenden Schmerzfreiheit.

Durch Hypnose verändert sich zudem die Schmerzverarbeitung, wie Messungen am Gehirn zeigen konnten. Das Leiden unter dem Schmerz wird nachweislich geringer, indem es dem Betroffenen gelingt, eine größere Distanz zum Schmerz aufzubauen und ihn eher wie ein Beobachter von außen wahrzunehmen.

Wie funktioniert Selbsthypnose?

Im Rahmen der Selbsthilfe können die zusammen mit einem Therapeuten entwickelten Strategien auch als Selbsthypnose eingesetzt und weiterentwickelt werden. Schmerzpatienten lernen hierbei zunächst, sich auf ihre eigene Art in einen Trancezustand zu versetzen, und stellen sich dann die zuvor erarbeiteten inneren Bilder zur Schmerzkontrolle erneut vor. In der Regel kann in Selbsthypnose eine ähnliche Schmerzlinderung wie unter Anleitung durch einen Therapeuten erreicht werden.

Grenzen der Hypnose bei Schmerzen

Hypnose kann Betroffene nicht komplett vom Schmerz befreien, sondern realistischerweise nur eine Linderung oder vorübergehende Schmerzfreiheit erreichen. Unrealistische oder zu hohe Erwartungen verhindern meistens eine gute therapeutische Kooperation (z.B. indem Versuche, den Schmerz lediglich zu lindern, zunächst nicht akzeptabel erscheinen). Ebenso ist eine passive Grundhaltung hinderlich für die auf aktive Mitarbeit ausgerichtete hypnotische Schmerzkontrolle. Zudem fällt es bei manchen Krankheitsbildern den Betroffenen schwer, den Anleitungen des Therapeuten in Trance zu folgen (z.B. entwickeln Patienten stattdessen eigene Bilder) oder sich in einen entspannten Zustand „fallen zu lassen" (z.B. bei traumatischen Erlebnissen in der Vorgeschichte).

Grundsätzlich sollte die Hypnose immer in eine anerkannte Psychotherapieform (Verhaltenstherapie, Psychoanalyse, Tiefenpsychologisch-fundierte Psychotherapie) eingebettet werden. Die Kosten werden in diesem Fall von den gesetzlichen Krankenkassen übernommen, bei privaten Versicherungen sind die Vorgaben für die Kostenerstattung häufig etwas weniger streng. Ein Therapeut ist dann geeignet, wenn er über ausreichend Erfahrung in der Behandlung durch Hypnose bei Schmerzen verfügt, sich für den Patienten interessiert und dieser ihm Vertrauen schenken kann.

Anke Pielsticker

Schmerzakzeptanz

Viele chronisch Schmerzkranke haben den Satz „Den Schmerz müssen Sie wohl so akzeptieren…" schon oft gehört und verbinden damit nichts Gutes. Meist haben die Patienten vieles ausprobiert, um von dem Schmerz loszukommen: Medikamente, Operationen, Hilfsmittel, die entlasten sollen, Entspannung, Ablenkung, ausruhen, zurückziehen, so tun, als wäre der Schmerz nicht im Weg, und einfach weitermachen, Akupunktur, TENS, Homöopathie. Die Liste könnte sehr lang werden. Helfen diese Dinge, ist es gut. Was aber, wenn nichts davon so richtig anschlägt? In ihrer Verzweiflung probieren viele im Kampf gegen den Schmerz alles aus, was ihnen angeboten wird. Je weniger es hilft, umso mehr steigt die Verzweiflung. Der Kampf gegen den Schmerz wird zum Problem. Das ganze Leben dreht sich nur noch um den Schmerz, der Kampf dagegen wird immer mehr zu einem Teil des Alltags. Ein regelrechter Teufelskreis entsteht, in dem sich Hoffnung und Enttäuschung ständig abwechseln.

In dieser Situation ist es sinnvoll zu fragen, gegen wen der Kampf letztendlich gerichtet ist. Es gibt ja keinen äußeren Feind, der uns die Schmerzen bereitet. Letztlich kämpfen wir gegen uns selbst. Die Frage ist: Hilft das? Ist es nicht vielleicht sinnvoll, etwas anderes zu tun, als gegen den Schmerz zu kämpfen, wenn die Erfahrung immer wieder zeigt, dass es so nicht funktioniert?

Hinsehen statt wegschauen

Die Schmerzforschung zeigt sehr deutlich, dass sich unser Schmerzerleben positiv verändern lässt, wenn wir uns trauen, auf den Schmerz zuzugehen und ihn genau zu beobachten – statt davonzulaufen oder in ihm unterzugehen. Dies ist mit Akzeptanz gemeint: Lernen, das eigene Erleben, also den Schmerz oder die Angst, genau zu beobachten und ihn aktiv zu betrachten. Akzeptanz in diesem Sinne ist also etwas ganz anderes, als die Waffen zu strecken. Es geht eher darum, zu lernen,

Übrigens

Schmerzakzeptanz heißt, Möglichkeiten zu finden, von dem Schmerz nicht vereinnahmt zu werden und dennoch ein zufriedenstellendes Leben zu führen.

sich und das eigene Erleben anzunehmen, zu akzeptieren, was ist. Jeder Mensch hat Einflussmöglichkeiten, wie er mit seinen Schmerzen und sich selbst umgeht, und kann so mehr Freiheit im Alltag erlangen

Hierzu wurde eine Reihe von Techniken entwickelt, die z.B. im Rahmen einer Schmerzpsychotherapie erlernt werden können. Eine derzeit häufig durchgeführte und inzwischen sehr gut beforschte Methode sind sogenannte Achtsamkeitsübungen und die sogenannte „Akzeptanz Commitment Therapie". Durch diese Übungen lernen die Patienten, das Erleben im Moment wahr- und anzunehmen, statt sich in Sorgen über Zukunft und Vergangenheit zu verlieren. Natürlich wird immer noch Schmerz erlebt, doch er erscheint nicht mehr so belastend, erdrückend und als Hindernis für ein erfülltes Leben.

Gideon Franck

Interdisziplinär-multimodale Schmerztherapie

Angeboten wird eine multimodale Schmerztherapie z.B. von Schmerzkliniken, Schmerztageskliniken und Schmerz-Rehakliniken.

Schon Untersuchungen an US-Soldaten des 2. Weltkriegs haben gezeigt, dass bei der Behandlung chronischer Schmerzen die Zusammenarbeit unterschiedlicher medizinischer Fachbereiche nötig ist, um einen dauerhaften Erfolg sicherzustellen. Diese Erfahrungen haben zur Gründung erster interdisziplinärer Schmerzkliniken und -abteilungen zunächst in den USA (1960) und später auch Deutschland (1971) geführt.

Interdisziplinär = Zusammenarbeit verschiedener Fachbereiche

Forschungen haben nachgewiesen, dass der Mensch über ein körpereigenes Schmerzhemmsystem verfügt, das individuell und situationsabhängig mehr oder weniger stark aktiv ist. Dadurch können nicht nur biologische, sondern auch gedankliche, gefühlsmäßige und soziale Einflüsse den Schmerz schwächen oder verstärken. So erklärt sich, dass Patienten nach den gleichen Eingriffen unterschiedlich starke Schmerzen angeben. Man spricht deshalb auch vom „bio-psycho-sozialen Schmerz".

Multimodal = vielfältige Behandlungsansätze

Diese Erkenntnisse veränderten auch die bisherigen Behandlungsansätze. Nicht mehr nur die Linderung von Schmerzen stand im Vordergrund, sondern auch die Verbesserung der durch Schmerz eingeschränkten körperlichen, psychischen und sozialer Fähigkeiten. Konsequenterweise waren nun auch Behandlungsbausteine aus unterschiedlichen Fachrichtungen gefordert. So kommen bei einer „multimodalen" Behandlung gleichzeitig auf Schmerz spezialisierte Ärzte, Psychologen, Pflegekräfte, Physio- und Sporttherapeuten, Bewegungs- und Ergotherapeuten sowie Sozialarbeiter zum Einsatz.

Ziele einer multimodalen Behandlung im körperlichen Bereich sind die Steigerung von Fitness, Belastungskapazität, Koordination und Körperwahrnehmung. Außerdem sollen die Patienten lernen, ihre persönlichen Belastungsgrenzen besser zu kontrollieren. Mit den psychotherapeutischen Verfahren will man die emotionale Beeinträchtigung verringern, das auf Ruhe und Schonung ausgerichtete Krankheitsverhalten sowie die Einstellungen und Befürchtungen in Bezug auf Aktivität und Arbeitsfähigkeit verändern. Besonders wichtig sind dabei die Aufklärung (Edukation) des Patienten und die Feststellung möglicher psychosozialer und beruflicher Belastungen.

Viele Studien an z.B. Rückenschmerzpatienten haben gezeigt, dass nach einem multimodalen Programm deutlich mehr Teilnehmer an den Arbeitsplatz zurückkehrten als nach einer herkömmlichen Behandlung.

Ziele einer multimodalen Schmerztherapie

›› die Alltagstätigkeiten wiederaufnehmen

›› die Arbeitsfähigkeit wiederherstellen und Arbeitsaufnahme fördern

›› körperliche Schwächen abbauen

›› Bewegungsangst verringern

›› Risikoverhalten verändern (z.B. Schonverhalten, Durchhalteverhalten)

›› zu gesundheitssportlicher Aktivität im Alltag hinführen

Hans-Günter Nobis

6 Geschichten von Schmerzpatienten

Und dann auch noch Psychotherapie!

Etwas abgekämpft, aber lachend kommen die Teilnehmer unseres Programms zur Behandlung von chronischem Rückenschmerz in den Gruppenraum. Vormittags haben die Frauen und Männer an Kraftmaschinen geschwitzt und nun ein anspruchsvolles Ausdauertraining absolviert. Wir bewundern ihren Mut, denn seit vielen Jahren – teilweise Jahrzehnten – hatten sie schwerste Rückenschmerzen. Sie haben Operationen hinter sich, so manchen Kurpark durchwandert, kennen viele Arztpraxen von innen. Bei einigen war der Arbeitsplatz in Gefahr, andere haben schon notgedrungen die Rente eingereicht, weil die Krankenkasse nicht mehr zahlte. Verzagtheit, Wut, Resignation beherrschten Herz und Verstand.

Als wir ihnen vor Wochen unser Programm vorstellten, wollten die meisten wieder gehen. Sie, die froh waren, wenn sie die Treppe zur Wohnung bewältigt hatten, und denen auch die beste Matratze keinen erholsamen Schlaf verschaffte, sollten ein Kraft- und Ausdauertraining absolvieren, dazu ein ausgeklügeltes Arbeitsprogramm, das berufliche Tätigkeiten und Hausarbeit simulierte? Als auch noch Psychotherapie als Behandlungsbaustein auftauchte, äußerten sie ihr Befremden eindeutig: Noch hatten sie es nur im Rücken, und nicht im Kopf! Und wieso jetzt körperliche Aktivität als Wundermedizin, da doch bislang alle Ärzte dringend Ruhe und Schonung gepredigt hatten?

Weil jede körperliche Anstrengung die Schmerzen verstärkte, hatten die Frauen und Männer ihre Aktivitäten auf das Nötigste beschränkt nach dem Motto „Sport ist Mord".

Und was sollten die Kollegen oder die Familie denken, wenn sie, die seit Monaten arbeitsunfähig waren oder die Hausarbeit nur noch mit Hilfe der Schwiegermutter bewältigten, an Fitnessgeräten und Kraftmaschinen trainieren sollten?

Sie hatten alle zu Beginn das Gefühl gehabt, die Ärzte hielten sie für Simulanten. Warum fragten die nach Schwierigkeiten im Beruf

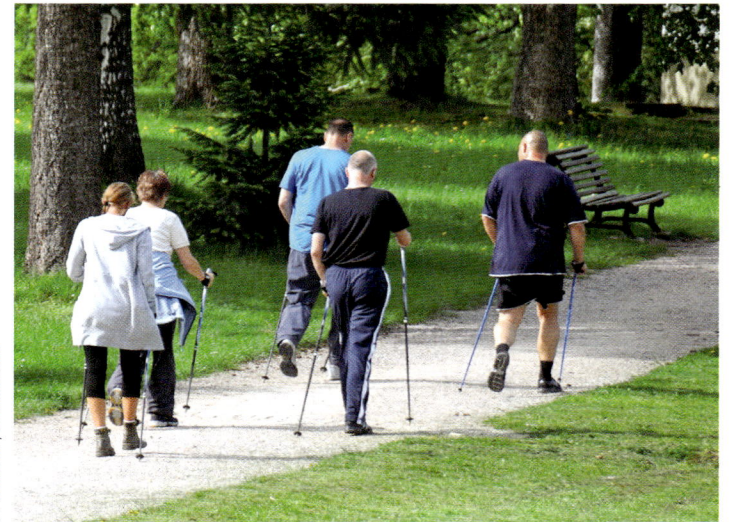

© Wilsons/fotolia.com

Gruppe beim Nordic Walking

oder in der Familie? Die Schmerzen waren jedenfalls nicht eingebildet! Unser Programm war die letzte Chance dieser Patienten.

Jetzt sind wir schon in der 18. Therapiestunde und haben herauszufinden versucht, inwieweit Gedanken, Gefühle, Erwartungen, Hoffnung, aber auch Wut und Verzweiflung Schmerzen beeinflussen. Wir haben nach Situationen gefahndet, in denen Schmerzen verstärkt auftraten oder wie von Zauberhand verschwanden oder in denen der Schmerz geholfen hat, Konflikte nicht lösen zu müssen oder etwas zu bekommen, was sonst nicht zu erreichen war.

Carmen Franz

Manfred findet die Sprache wieder

Wir hatten in der Schmerzgruppe unter psychologischer Leitung lebhafte Diskussionen zu dem Thema, wieviel seelisches Leid im Schmerz stecken könnte. Alle beteiligten sich daran, bis auf einen: Manfred, ein 46-jähriger leitender Angestellter, seit eineinhalb Jahren krankgeschrieben. Wir ließen ihn in Ruhe. Niemand muss müssen, ist unsere Devise. Ein aufmerksamer Zuhörer kann durchaus auch von der Gruppe profitieren.

Unsere Stunde begann mit der üblichen Einstiegsfrage „Was hat mich seit gestern beschäftigt". Häufig entfaltete eine Diskussion oder ein Rollenspiel vom Vortag einen Nachklang und ließ uns das Gespräch wieder aufnehmen, manchmal hatte unser Kopf unaufgefordert am Thema weitergearbeitet und Ideen gesammelt.

Da sagte Manfred ohne Vorwarnung in die Stühle rückende Unruhe „Ich möchte etwas sagen! Ich wollte euch sagen, dass mein Schweigen nichts mit euch zu tun hat. Mein Sohn ist tot, er hatte einen Unfall mit seinem Moped, in einer Kurve gegen die Leitplanke, er war sofort tot. Meine Frau kommt besser damit zurecht, in unserem Dorf sind schon zwei Jungs durch Unfall umgekommen, auch im Nachbardorf. Ich weiß nicht, was ich tun soll, mein Sohn ist tot."

Wir saßen mit angehaltenem Atem da. Einige Gruppenmitglieder hatten Tränen in den Augen, andere rangen mit der Fassung. Dieser Sturzbach von Unglück und Leid, herausgestoßen mit einer hastigen Stimme ohne Klang und ohne jede Gefühlsregung ließ uns „schockgefrieren".

Gruppensitzung

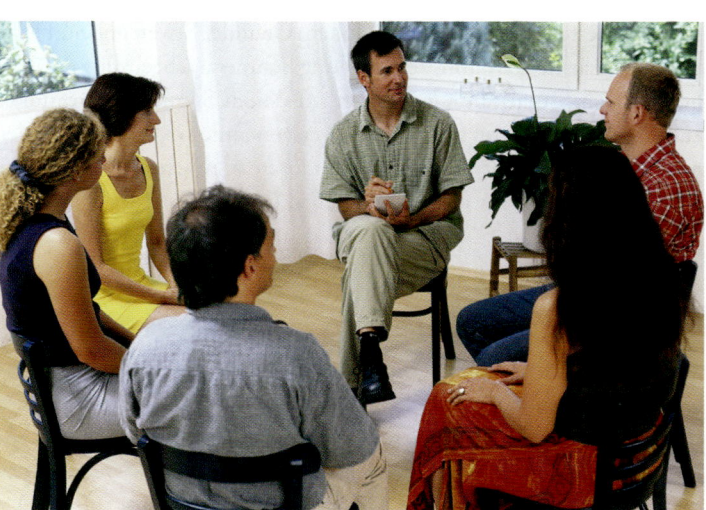

© Simone Ficht/mauritius images

Übrigens

Wenn Menschen ihre Gefühle nicht mehr durch Worte oder Handlungen ausdrücken können, muss der Körper die Sprache übernehmen.

Dann sprachen wir mit Manfred darüber, was sein Bericht in uns ausgelöst hatte, und fragten ihn, ob wir weiter darüber sprechen sollten. „Wenn die anderen nichts dagegen haben?", war seine Antwort. Die anderen nickten zustimmend, Manfreds Nachbar legte ihm wortlos die Hand auf die Schulter. Wir fragten Manfred, woran er festmachen würde, dass seine Frau mit dem Tod des Jungen besser zurechtkomme. Möglicherweise könne hierin ja auch ein Ansatz zur Bewältigung liegen.

Manfred berichtete uns, dass seine Frau schon im ersten Trauerjahr ihre Tätigkeiten im örtlichen Sportverein wiederaufgenommen habe. Sie sei Gymnastiklehrerin und leite dort eine Mädchengruppe. Gleichzeitig sei sie Schatzmeisterin. Dann sänge sie noch im Gospelchor und sei halbtags im Gemeindebüro tätig. Sie habe ihn immer wieder gebeten, wenigstens in den Verein mitzukommen, da er früher die Volleyballmannschaft trainiert habe. Manchmal habe er schon gewollt, aber wegen der Schmerzen, die immer schlimmer wurden, sei das unmöglich gewesen. Seine Frau ginge auch jede Woche zum Grab, während er seit der Beerdigung nicht mehr dort gewesen sei. Er mied die Begegnung mit seinem toten Kind.

Konnte es nicht sein, dass er beim Tod des Sohnes quasi vor Entsetzen erstarrt war? Sagt man nicht, dass jemand starr vor Schreck ist?

Normalerweise entspannt sich die Muskulatur nach der berühmten Schrecksekunde. Das war bei Manfred nur in Maßen möglich, er funktionierte nur noch irgendwie, trug sein Kreuz. Ohne Schaden zu nehmen, kann so eine Daueranspannung nicht lange aufrechterhalten werden. Der Körper beginnt zu schmerzen, und das zumeist an seiner schwächsten Stelle. Bei Manfred war dies der Rücken.

Aber unabhängig von den körperlichen Vorgängen übernahmen die Schmerzen noch andere Funktionen. Sie sprachen von seinem

großen Kummer, hinderten ihn, ins Leben zurückzukehren, in ein
Leben ohne sein Kind.

> Wir atmeten tief durch. Durch seine Mitteilung an uns war
> Manfred der erste Befreiungsschritt gelungen. Er hatte seine
> Sprache wiedergefunden; die Gefühle würden sich in Worte
> kleiden lassen, und der Körper konnte Ruhe finden.

Carmen Franz

Friedrich und sein Gesichtsschmerz

Friedrich, ein kleiner, stämmiger Mann mit wettergegerbter Haut,
ist wegen „atypischer Gesichtsschmerzen" in die Schmerzambulanz
geschickt worden. Die Diagnose bedeutet, dass niemand so genau

**Unabhängig von
seiner Quelle stellt
Schmerz selbst
einen extremen
Stress dar, der mit
einer schmerzhaften
Muskelanspannung
verbunden sein
kann.**

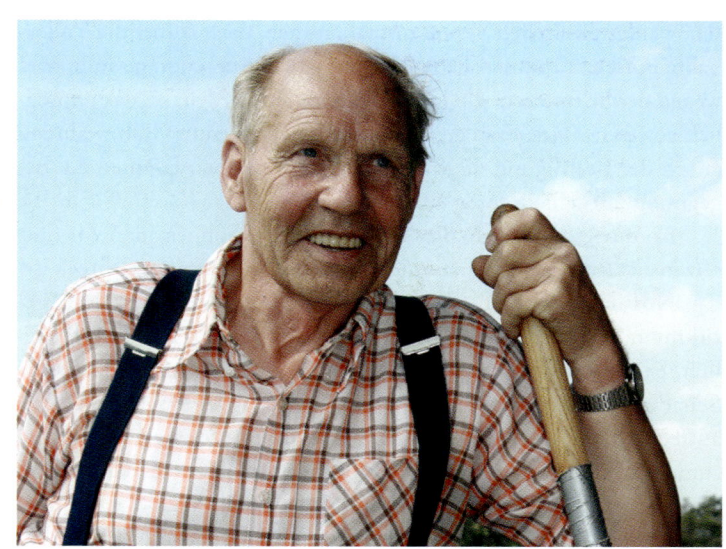

© Heiko Butz/fotolia.com

weiß, woher die Schmerzen kommen – eine typische Diagnose, mit der Patienten zu Psychologen geschickt werden.

Friedrich ist auf einem Gutshof aufgewachsen, auf dem seine Familie seit Generationen als Knechte und Mägde gelebt hatte: „Wir gehörten dazu wie das Vieh." Er selbst war fast 40 Jahre für die Schweine des Gutes verantwortlich. „Die Tiere waren mein Leben. Ich war mit Leib und Seele Schweinemeister." Mit dem Tod des alten Gutsherrn endete das bisherige Arbeitsleben abrupt, denn der „junge Herr" wollte die Landwirtschaft nicht weiterführen, sondern aus dem schlossähnlichen Gutshof ein Hotel machen. Friedrich erlebte die Geschehnisse als eine Vertreibung; er konnte nicht fassen, dass er Arbeit und Heimat verlieren sollte. „Ich war wie gelähmt und wollte das Ganze nicht wahrhaben, bis plötzlich der Viehhändler vorfuhr und die Tiere holte. Als alles erledigt war, bin ich in den Stall gegangen und hab Gift geschluckt". Glücklicherweise fand ihn seine Frau.

Im Krankenhaus sei es ihm relativ gut gegangen, dennoch wäre er lieber tot gewesen, weil er keine Zukunft für sich gesehen habe. Der „junge Herr" habe ihm dann ein Häuschen mit etwas Land am Dorfrand für eine geringe Pacht angeboten, zudem noch eine Abfindung. Auf Drängen seiner Frau habe er das Angebot schließlich angenommen. Langsam habe er sich an die neue Situation gewöhnt, sich sogar ein paar Hühner angeschafft, denn ein Leben ohne Tiere könne er sich nicht vorstellen. Wenn er es genau bedenke, habe das Ganze ja auch etwas Gutes gebracht. Jetzt sei er zum ersten Mal im Leben eine Woche in Urlaub gewesen.

In der Schmerzambulanz wird Friedrich ein Entspannungstraining empfohlen, um seine angespannte Nacken- und Gesichtsmuskulatur zu lockern.

Während der Trainingsstunden verstärkt sich im Laufe der Gespräche der Verdacht, dass der Gesichtsschmerz eine organische Ursache haben könnte. Des Rätsels Lösung findet schließlich ein Zahnmediziner: Die Ursache für die unklaren Gesichtsschmerzen liegen in Friedrichs Kiefergelenk.

Carmen Franz

Nach 38 Jahren vom Schmerz getrennt

Frau P. ist 54 Jahre alt und seit 38 Jahren Schmerzpatientin. Sie ist verheiratet, leitende Sparkassenangestellte, hat drei Kinder und zwei Enkelkinder. Im Alter von 15 Jahren überlebte sie bei einem Schulausflug ein Zugunglück, bei dem 41 Kinder und fünf Erwachsene starben. Frau P. erlitt einen Beckenbruch, einen Brustwirbelbruch, eine Hirnprellung und mehrere äußere Verletzungen. An den Unfall und die ersten sechs Wochen im Krankenhaus konnte sie sich nicht erinnern.

Nach sechs Monaten Krankenhausaufenthalt wurde ihr in einem Gutachten bescheinigt, dass sie sich „besonders psychisch sehr gut erholt habe und nur noch unter gelegentlichen Schwindelgefühlen und verschlechterter Gedächtnisleistung leide".

Frau P. verlor durch den Unfall ihren gesamten Freundeskreis und war nicht mehr in der Lage, geliebte Sportarten weiterzubetreiben. Sie habe weder über die Geschehnisse weinen können noch bei Besuchen auf dem Friedhof Betroffenheit gespürt. Frau P. beschreibt ihren Zustand als wie „erfroren". Nach dem Krankenhausaufenthalt kämpfte sie zunächst gegen drängende Suizidgedanken. Schließlich habe sie „zwei Persönlichkeiten" entwickeln müssen: eine, die stark sein und kämpfen musste, und eine andere, die sich „ausgeliefert, bevormundet, unverstanden und mutterseelenallein fühlte". Psychotherapeutischen Beistand habe es zu dieser Zeit weder für die Überlebenden noch für Angehörige gegeben. Die Eltern, selbst überfordert, seien dem Thema aus dem Weg gegangen. Frau P. habe das Geschehene verdrängt.

Im Ort wurde sie zunehmend als „die Überlebende" gemieden, sogar von den Eltern ihrer toten besten Freundin. Sie erfuhr ihr Überleben durch die Umwelt als tiefes Unrecht und entwickelte Schuldgefühle und Unverständnis. Unter der Reaktion der Umwelt habe sie mehr gelitten als unter den Schmerzen. Zwei Jahre nach dem Unfall wurde, in der Hoffnung auf ein besseres Gangbild und Schmerzlinderung, ihre Hüfte versteift. Die Operation verbesserte zwar etwas ihr Gangbild, brachte aber keine Schmerzlinderung.

Die seit dem Unfall bestehenden Kopfschmerzen und Gelenkbeschwerden behandelte Frau P. zunächst mit einfachen Schmerzmitteln. Ihren großen Wunsch, Polizistin zu werden, musste sie nun endgültig „begraben", wie so viele ihrer Ziele in der Folgezeit. Dennoch meisterte sie ohne Verzögerung eine Banklehre, heiratete und bekam drei Kinder. Beruflich entwickelte Frau P. einen besonderen Arbeitseifer und engagierte sich zusätzlich noch in mehreren sozialen Projekten – oft bis zu 18 Stunden am Tag. Sie habe sich „regelrecht in die Arbeit gestürzt". Ihre Mutter verstarb 49-jährig bei einem Autounfall, der Vater 60-jährig an einem Herzinfarkt.

Als zusätzliche Belastung erlebte Fau P. den „ständigen Kampf" mit der Bundesbahn und den Gutachtern um die Anerkennung ihrer Folgeschäden und die Gewährung von Behandlungen.

Weil die schmerzbedingten Bewegungseinschränkungen immer mehr zunahmen, wurde zwanzig Jahre nach der Hüftversteifung eine operative Hüftumstellung durchgeführt. Doch auch dieser Eingriff brachte keine Besserung, ebenso wie weitere Eingriffe, u.a. am Knie. Enttäuscht entschloss sich Frau P., sich keinen weiteren ärztlichen Behandlungen mehr „auszuliefern". Mittlerweile litt sie auch unter einer „extremen Angst" vor Krankenhäusern, Spritzen und allem, was Schmerzen macht. Der zunehmende berufliche und private Einsatz wurde begleitet von sich ständig verstärkenden Schmerzen, die sie auf Folgeerkrankungen (u.a. Arthrose in mehreren Gelenken) zurückführte.

Aus der Panik heraus, die Schmerzzustände könnten sich bis zu einer Rollstuhlpflichtigkeit verschlimmern, unternahm Frau P. doch noch weitere medizinische Abklärungen und Behandlungsversuche. Von der Überzeugung getrieben, dass es auch ihrer Seele besser gehe, wenn es ihrem Körper besser gehe, war sie sogar zu weiteren Operationen bereit.

Dann brach ihre „Selbstbeherrschung" zusammen. Aus dem Erleben heraus, eine Behinderte zu sein, der man nicht mehr helfen kann, kam es zu massiven Suizidgedanken. Innerlich habe sie schon begonnen, sich von ihrer Familie zu verabschieden. Dann erfuhr sie, dass ihr Sohn Vater werden würde. Daraufhin entschied sie sich „weiterzukämpfen" und begab sich erstmalig in eine psychotherapeutische Behandlung.

Ihr Psychotherapeut schrieb, „dass Frau P. über all die Jahre bemüht gewesen sei, mit großer Disziplin und unter ständiger Anspannung Gefühlszustände von Traurigkeit, Angst, Verzweiflung und Wut zu unterdrücken und zu kanalisieren, und dass diese Seite der unterdrückten Gefühle nun immer häufiger in das Alltagsleben hineindränge und sich in der bisher gewohnten Weise nicht mehr kontrollieren lasse".

Diese Gespräche hatten nur einen stützenden Charakter. Eine Aufarbeitung der traumatischen Vergangenheit mit Förderung des Gefühlsausdrucks konnte Frau P. nicht zulassen. Sie habe, trotz mehrerer Versuche des Psychotherapeuten, „standgehalten".

Zeitgleich sagte ein Gutachter, dass er keine Hinweise auf eine posttraumatische Belastungsstörung finden könne. Aus seiner Sicht handele es sich lediglich um eine Anpassungsstörung als Folge der körperlichen Behinderung und ihrer Schmerzen. Seine Bewertung ergab sich u.a. aus der Tatsache, dass „Frau P. ja in der Lage war, das Unfallereignis distanziert zu beschreiben".

In einer Schmerzklinik wurde ihr der Vorschlag gemacht, sich wegen ihrer Schmerzen auf ein einfaches Schmerzmittel zu beschränken, was sie empörte. Deshalb setzte sich der Hausarzt dafür ein, dass sie einer weiteren Fachabteilung für Schmerztherapie vorgestellt wurde, die ihr erstmalig ein Morphin verschrieb. Obwohl sie Medikamente „hasste", erhoffte die Patientin sich eine Linderung, die auch tatsächlich ein Vierteljahr anhielt. Enttäuscht stellte sie fest, dass sie auch unter der Morphinmedikation keine grundsätzliche Schmerzfreiheit erreichte, obwohl die Tagesdosis im Laufe der Zeit versechsfacht wurde. Ihre psychische und physische Verfassung verschlechterte sich zunehmend.

2005 erhielt sie erstmalig einen dreiwöchigen Aufenthalt in einer Rehabilitationsklinik mit multimodalem und interdisziplinärem Behandlungskonzept. Im Rahmen der diagnostischen Klärung wurde sie auch einem Psychologen, einem Schmerztherapeuten und einer Fachärztin für Psychosomatische Medizin vorgestellt. Die Fachärztin regte an, Frau P. an der Schmerz-Info-Gruppe teilnehmen zu lassen. Diesem Vorschlag stimmte sie nur vordergründig zu, da sie ja „richtige" Schmerzen hatte. Was sie während der Teilnahme gelernt oder

> „In der ersten Stunde der „Schmerz-Info-Gruppe" zum Thema „Körper, Geist und Seele" dachte ich zuerst, was erzählen die mir da. Mir geht es schlecht, weil ich Schmerzen habe. Da aber in den vielen Jahren nichts geholfen hatte und ich immer tiefer ins Loch zu fallen drohte, versuchte ich genauer zuzuhören und stellte fest: Die reden mir aus der Seele. Ich konnte es nicht glauben, aber es stimmte jeder Punkt, der uns vermittelt wurde. In der Vergangenheit wurden von den behandelnden Ärzten immer mal wieder psychologische Zusammenhänge behauptet, aber ich habe sie einfach nicht nachvollziehen können. "

empfunden hatte, offenbarte sie erst in einer Unterredung, die ein Jahr später während eines erneuten Aufenthaltes stattfand.

Sie habe durch die Teilnahme an der Schmerz-Info-Gruppe „einen tiefen Anstoß bekommen", etwas in ihrem Leben zu ändern. Zunächst habe sie sich zu einem Morphinentzug entschlossen. Diese Entzugsbehandlung sei die „reinste Hölle" gewesen. In den darauffolgenden zwei Jahren habe sie tiefgreifende Veränderungen durchgemacht. Sie sei vom „Ich muss" zum „Ich will" gekommen, habe ihr verlorenes Ich wiedergefunden.

Frau P. nimmt keinerlei Schmerzmittel mehr. Auch das Beruhigungsmittel gegen ihre „innere Unruhe" hat sie inzwischen abgesetzt. Sie fragte sich nun immer öfter, inwieweit sich das „verdrängte Geschehen" noch negativ in ihr auswirke. Sie habe mit dem damaligen Psychotherapeuten nur die allgemeine Lebenssituation besprochen. Bisher habe sie niemanden an ihren Gefühlen teilhaben lassen, weil sie es „allein schaffen wollte und Angst vor dem habe, was dann hochkommen könne". Erstmalig entstand in ihr selbst der Wunsch nach psychologischen Gesprächen, die sie in einer auf chronischen Schmerz spezialisierten Reha-Klinik begann und bei einer Traumatherapeutin am Heimatort fortsetzte. Nach 25 Einzelsitzungen zieht sie eine positive Bilanz:

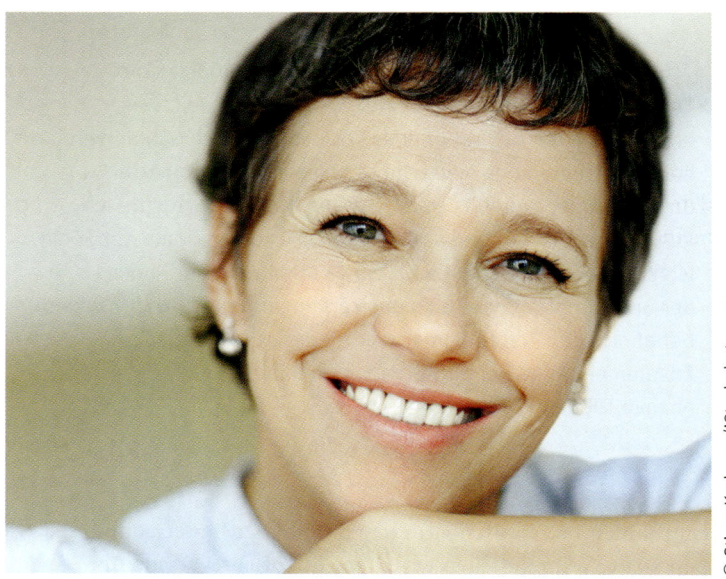

© Stigur Karlsson/iStockphoto.com

„Heute geht es mir gut.“

„Heute kann ich Nein sagen, habe gelernt, meinen Körper und meine Behinderung zu akzeptieren. Ich gehe mit Ruhe, Entspannung, positiven Gedanken und Reha-Sport mit meinen Schmerzen um. Beruflich habe ich die Arbeit auf 3,5 Stunden pro Tag reduziert, habe die Leitung der Abteilung abgegeben und mache in meiner Freizeit häufiger Dinge, die mir Ruhe und Entspannung geben.

Gesundheitlich geht es mir gut. Durch die Psychotherapie habe ich meine Panik vor dem Autofahren im Winter und ärztlichen Untersuchungen überwunden. Auch mit den Ängsten um meine Kinder kann ich besser umgehen. Auch ohne Medikamente bin ich lange schmerzfrei, weil ich mich innerlich weniger anspanne.“

Hans-Günter Nobis

Der Mann, der vom Stuhl fiel

Herr G. hatte sich wegen langjährig bestehender Rückenschmerzen in einer Schmerztagesklinik angemeldet und war für eine Schmerztherapiegruppe „Rückenschmerz" akzeptiert worden. Sie findet mit acht Teilnehmern über vier Wochen statt. Zwei Wochen vor Beginn meldete sich Herr G. per E-Mail: „Sehr geehrte Damen und Herren, meine Teilnahme an der Therapiegruppe möchte ich absagen. Ich bin vor drei Wochen im Urlaub von einem Stuhl gefallen und habe mich sehr unsanft auf dem Boden wiedergefunden. Seitdem habe ich allerdings erstmals seit langen Jahren keine Rückenschmerzen mehr. Mit freundlichen Grüßen".

Paul Nilges

7 Wo finden Schmerzpatienten Hilfe?

Schmerzambulanz

In einer Schmerzambulanz werden Patienten mit akuten und chronischen Schmerzen ambulant (besuchsweise tagsüber) behandelt. Schmerzambulanzen sind oft größeren Krankenhäusern wie z.B. Universitätskliniken angegliedert und ein wichtiges Bindeglied zwischen den niedergelassenen Ärzten und stationär arbeitenden Einrichtungen. Dementsprechend besteht in der Regel eine enge Zusammenarbeit mit den Haus- und Fachärzten des Patienten und anderen Fachabteilungen im gleichen Haus. Schmerzambulanzen können ergänzende diagnostische und therapeutische Schritte einleiten, die dem Patienten weite Wege ersparen. Ein weiterer Schwerpunkt ist die Therapiekontrolle, zum Beispiel hinsichtlich der Wirkung und Verträglichkeit starker Schmerzmittel, dem Auffüllen einer Schmerzpumpe oder der Umstellung von Schmerzmitteln.

Zum Personal einer Schmerzambulanz gehören neben auf Schmerz spezialisierten Ärzten und spezialisiertem Pflegepersonal häufig auch Psychotherapeuten und Physiotherapeuten. Durch das zusammengetragene Wissen mehrerer Fachdisziplinen wird eine ganzheitliche Diagnostik und Therapie ermöglicht. Beispielsweise können Patienten auf einer interdisziplinären Schmerzkonferenz (Treffen von Therapeuten verschiedener Fachbereiche) vorgestellt werden, wenn die Schmerzen nur schwer zu behandeln sind. Im Rahmen der Therapie kommen anerkannte Behandlungsverfahren zum Einsatz.

Darüber hinaus kooperieren manche Schmerzambulanzen mit spezialisierten Kliniken in der Nachsorge (Schmerzklinik, Schmerz-Rehaklinik, Schmerz-Tagesklinik).

Schmerzklinik

In einer Schmerzklinik werden Patienten mit besonders schwer zu behandelnden Akutschmerzen und chronischen Schmerzerkrankungen, wie beispielsweise Migräne, Kopf- und Gesichtsschmerzen, Schmerzen bei Krebs, Schmerzen nach Amputation oder Rückenschmerzen behandelt. In die Schmerzklinik kommen insbesondere Patienten, bei denen es notwendig ist, sie für längere Zeit aus dem sozialen und beruflichen Umfeld herauszunehmen, um das Schmerzgeschehen intensiver zu behandeln. Grundlage ist ein ganzheitlicher, auch multimodal genannter Behandlungsansatz: Nach einer eingehenden Befragung über den aktuellen Gesundheitszustand und die Vorgeschichte der Erkrankung erstellen Ärzte und verschiedene Therapeuten in einer Konferenz einen Behandlungsplan. Dieser Plan beinhaltet medizinische (z.B. Medikamente, Nervenstimulation) und psychologische Verfahren (z.B. Schmerzbewältigungstraining) sowie körperliches Training und Bewegungstherapie. Darüber hinaus wird eine Beratung zur beruflichen Wiedereingliederung angeboten. Ziel der Therapie ist es, dem Patienten ein weitgehend schmerzfreies Leben zu ermöglichen und ihn zu befähigen, wieder aktiv am gesellschaftlichen und beruflichen Leben teilzunehmen. Zu den Schwerpunkten gehört auch das sogenannte Ein- oder Ausschleichen („Entzug") eines Medikaments unter ärztlicher Kontrolle. Schmerzkliniken sind in der Regel Teil von Akutkrankenhäusern, was eine multidisziplinäre Abklärung möglich macht.

Schmerz-Tagesklinik

Eine Schmerz-Tagesklinik ist eine spezielle Form einer Schmerzklinik, von denen es in Deutschland nur wenige gibt. Die Schmerz-Tagesklinik ist ein Bindeglied zwischen Schmerzambulanz und Schmerzklinik und richtet sich an Schmerzpatienten, die noch mobil sind und in räumlicher Nähe zur Tagesklinik wohnen. Zumeist ist sie Akutkrankenhäusern bzw. Universitätskliniken angegliedert. Die Besonderheit besteht darin, dass die Patienten sich tagsüber (in der Regel zwischen 8.30 Uhr und 16.00 Uhr) zur Behandlung in der Klinik aufhalten und abends in das häusliche Umfeld zurückkehren. Auch hier besteht das Therapieprogramm aus medizinischen, bewegungstherapeutischen und psychologisch-schmerztherapeutischen

Bausteinen. Die Behandlung erfolgt über einen Zeitraum von drei bis vier Wochen, überwiegend in festen Gruppen mit acht bis zehn Patienten. Ein Vorteil der Behandlung besteht darin, dass der Bezug zum persönlichen Alltag bestehen bleibt. Auf diese Weise können hilfreiche Bewältigungsstrategien möglicherweise einfacher in den Alltag integriert werden. Bei einer hohen beruflichen oder familiären Belastung kann es dagegen sinnvoller sein, Abstand zum problembelasteten Umfeld zu schaffen und die Schmerztherapie stationär in einer Schmerzklinik oder Schmerz-Rehaklinik durchzuführen.

Schmerz-Rehaklinik

Bei Reha-Kliniken handelt es sich ganz allgemein um spezialisierte Einrichtungen, in denen sich Menschen nach Operationen, lang anhaltenden Erkrankungen oder Krankheitsfolgen durch ein intensives, multimodales Behandlungsprogramm rehabilitieren können. Rehabilitation umfasst alle Maßnahmen, welche die Gesundheit des Menschen wiederherstellen und seine Teilhabe am gesellschaftlichen und beruflichen Leben ermöglichen. Der Patient beantragt eine Rehabilitationsmaßnahme in der Regel mit seinem Hausarzt/Facharzt beim zuständigen Rentenversicherungsträger oder über die Krankenkasse. Schmerz-Rehakliniken sind zumeist Kliniken mit einem orthopädischen oder psychosomatischen Schwerpunkt. In einer orthopädischen Klinik heißt dieser Schwerpunkt „verhaltensmedizinische Orthopädie", in der Psychosomatik beispielsweise „orthopädische Psychosomatik". Zumeist besitzen die behandelnden Ärzte und Therapeuten eine auf Schmerz spezialisierte Ausbildung und führen ein auf bestimmte Schmerzerkrankungen abgestimmtes Behandlungsprogramm durch. Üblicherweise liegt der Schwerpunkt einer Schmerz-Rehaklinik nicht mehr auf der Ursachenfindung, sondern auf der Behandlung der vorher abgeklärten Schmerzerkrankung. Schwerpunkte sind die Aktivierung und Information des Patienten, die sozialmedizinische Einschätzung seines Leistungsvermögens und die Vermittlung von Hilfen zur beruflichen Wiedereingliederung und Teilhabe am sozialen und kulturellen Leben. Die Patienten bleiben ca. drei bis sechs Wochen. Manche Kliniken führen diese Behandlung auch teilstationär durch.

Interdisziplinäre Schmerzkonferenz

Interdisziplinäre Schmerzkonferenzen sind zumeist monatliche Zusammenkünfte von Ärzten und verschiedenen Therapeutengruppen, die einen „besonderen Problemfall" diskutieren. Der um Rat fragende Arzt kann seinen Schmerzpatienten per Aktenlage oder sogar persönlich vorstellen. Ziel ist es, dass Experten verschiedener Fachrichtungen (deshalb interdisziplinär) die möglichen Schmerzursachen und bisherige Behandlungsversuche eines konkreten Falles beurteilen. Nur der behandelnde Arzt kann einen Patienten anmelden. In der Regel sind Fachärzte aus mindestens drei unterschiedlichen Fachrichtungen (z.B. Neurologie, Orthopäde, Gynäkologie, Psychiatrie) beteiligt. Darüber hinaus nehmen psychologische Schmerztherapeuten sowie Physio-, Ergo- und Sporttherapeuten an der Konferenz teil. In der Regel wird auch der betroffene Schmerzpatient mit einbezogen. Nach einer kurzen Vorstellung durch seinen behandelnden Arzt oder Therapeuten wird er von den anwesenden Experten zu seiner Schmerzsymptomatik befragt. Später wird er über die Diskussionsergebnisse der Experten informiert.

Arzt für „Spezielle Schmerztherapie"

Zur Verbesserung der medizinischen Behandlung von chronisch schmerzkranken Patienten hat der Deutsche Ärztetag am 8.6.1996 die Zusatzbezeichnung „Spezielle Schmerztherapie" eingeführt. Sie umfasst Verfahren und Techniken, welche die Schmerzweiterleitung auf der körperlichen Seite verringern oder stoppen (z.B. Medikamente, Spritzen, Nervenblockaden). Um die Zusatzbezeichnung zu führen, muss ein Arzt über eine Facharztanerkennung verfügen und eine mindestens einjährige Weiterbildung absolvieren. Im Rahmen der Weiterbildung erwirbt er theoretische Kenntnisse und praktische

WebTipp

Adressen von Ärzten mit dem Zusatztitel „Spezielle Schmerztherapie" sind unter www.kbv.de/arztsuche sowie unter
www.schmerztherapeuten.de zu finden.

Fertigkeiten in der Diagnostik und der Therapie chronischer Schmerzzustände. Am Ende der Weiterbildung legt er vor der jeweiligen
Ärztekammer eine Prüfung ab.

Psychotherapeut für „Spezielle Schmerzpsychotherapie"

„Spezielle Schmerzpsychotherapie" ist ein Zusatztitel für psychologische
und medizinische Psychotherapeuten, den sie am Ende einer zweijäh-
rigen Weiterbildung und nach erfolgreich bestandener Prüfung führen
können. Der Titel wird von den vier großen Schmerz-Fachverbänden
vergeben und ist mit der Auflage verbunden, sich regelmäßig fortzu-
bilden.

Die „Spezielle Schmerzpsychotherapie" wurde für Patienten mit
chronischen Schmerzen entwickelt, bei denen die Schmerzzustände
durch ungünstige Denk- und Verhaltensmuster aufrechterhalten und
verstärkt werden. Die Patienten lernen mit Hilfe des Therapeuten,
schmerzhemmende Erlebens- und Verhaltensmuster einzuüben,
bis sich die chronischen Schmerzen spürbar verringern und sich die
Lebensqualität insgesamt verbessert.

Stephan Panning

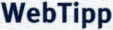

WebTipp

Adressen von psychologischen Schmerztherapeuten finden
Sie unter www.dgpsf.de/listedertherapeuten.html und
www.igps-schmerz.de

Anhang

Fachbegriffe, verständlich erklärt

Akuter Schmerz: plötzlicher und nur kurzzeitig anhaltender Schmerz

Allodynie: Schmerz durch leichte Berührung, die normalerweise nicht als schmerzhaft empfunden wird

Analgesie: Schmerzunempfindlichkeit, Ausschaltung der Schmerzempfindung auf einen normalerweise schmerzhaften Reiz

Anästhesie: Zustand absoluter Unempfindlichkeit, entweder durch neurologische Erkrankungen oder im Rahmen einer Narkose; medikamentöse Betäubung

Aura bei Migräne: individuell sehr unterschiedlich wahrgenommene Störungen, vor allem des Sehvermögens (Verlust des räumlichen Sehens, unscharfes Sehen) oder Sensibilitätsstörungen (Kribbelempfindungen, Verlust der Berührungsempfindung), seltener Störungen des Geruchsempfindens, des Gleichgewichtssinns, Sprachstörungen oder andere neurologische Ausfälle. Die Aura dauert wenige Minuten bis maximal eine Stunde und geht dem Migränekopfschmerz voraus.

Chronischer Schmerz: Schmerz, der dauerhaft oder immer wiederkehrend besteht.

Dysästhesie: unangenehme oder abnormale Empfindung, die nicht notwendigerweise mit Schmerzen verbunden ist, häufig Kribbelmissempfindung (wie Ameisenlaufen auf der Haut)

Evozierter Schmerz: durch äußere Reize ausgelöster Schmerz – im Gegensatz zum Spontanschmerz (Ruheschmerz) ohne Auslöser

Hyperalgesie: gesteigerte Schmerzempfindlichkeit auf einen schmerzhaften Reiz, normalerweise bei gleichzeitig verminderter Schmerzschwelle

Hyperästhesie: Überempfindlichkeit auf Berührungsreize, also normalerweise nicht schmerzhafte Reize wie Temperatur oder leichte Berührung

Hyperpathie: verstärkte Schmerzempfindlichkeit auf einen überschwelligen Schmerzreiz bei gleichzeitig erhöhter Schmerzschwelle. Hier müssen stärkere Reize aufgebracht werden, damit ein Reiz als schmerzhaft empfunden wird. Reize oberhalb dieser Schmerzschwelle werden als verstärkt schmerzhaft empfunden.

Hypästhesie: verringerte, aber nicht aufgehobene Empfindlichkeit gegenüber normalerweise nicht als schmerzhaft empfundenen Reizen

Hypoalgesie: verringerte Schmerzempfindlichkeit (im Gegensatz zur Hyperalgesie).

Kausalgie: heute nicht mehr gebräuchlicher Begriff für das Sudeck-Syndrom (Morbus Sudeck oder auch komplexes regionales Schmerzsyndrom = CRPS).

Neuralgie: Schmerzattacken oder Dauerschmerzen im Versorgungsgebiet eines Nerven oder Nervenastes. Bekanntestes Beispiel ist die Trigeminusneuralgie mit blitzartig einschießenden Schmerzen im Gesichtsbereich.

Neuropathie: Schädigung eines Nerven, die schmerzlos sein kann oder mit Schmerzen einhergeht

Neuropathischer Schmerz: Schmerz als direkte Folge einer Störung oder Erkrankung mit Beteiligung des für die Wahrnehmung sensibler Reize verantwortlichen Teils des Nervensystems

Nozizeption: Vorgang der Übersetzung und Weiterverarbeitung eines schmerzhaften Reizes im für die Gefühlswahrnehmung verantwortlichen Teil des Nervensystems

Nozizeptiver Schmerz: Durch verschiedene Reize ausgelöste Erregung von Nervenendigungen, die auf die Wahrnehmung von Schmerz spezialisiert sind. Diese Nervenendigungen werden dabei aktiviert, aber nicht zerstört.

Periphere Sensibilisierung: gesteigertes Antwortverhalten einer in den Geweben des Körpers durch normale Schmerzreize aktivierten Nervenendigung

Polyneuropathie: gleichzeitige Schädigung mehrerer Nerven, die schmerzlos oder schmerzhaft sein kann, z.B. im Rahmen eines Diabetes mellitus (Zuckerkrankheit). Neben Gefühlsstörungen wie einem Taubheitsgefühl kommen oft Brennschmerzen oder einschießende Schmerzen vor. Das Verteilungsmuster am Körper ist oft strumpfförmig oder handschuhförmig.

Ruheschmerz: überwiegend dauerhaft vorhandene Schmerzen, die durch äußere Reize verstärkt werden können, meist aber ohne diese fortbestehen

Schmerzgedächtnis: Lernvorgänge im schmerzverarbeitenden System von Rückenmark und Gehirn, die zu einer Aufrechterhaltung von Schmerz beitragen können

Schmerzschwelle: die geringste Reizstärke, die als schmerzhaft empfunden wird

Zentraler Schmerz: Schmerz nach Schädigung der Schmerzbahn im Rückenmark oder Gehirn

Zentrale Sensibilisierung: gesteigertes Antwortverhalten von schmerzverarbeitenden Nervenzellen in Rückenmark und Gehirn auf den normalen Zustrom von erregenden Impulsen der Schmerzfasern aus verschiedenen Geweben

Roman Rolke

Links und Literatur

Links

>> Deutsche Schmerzgesellschaft e.V. (**www.dgss.org**)
>> Arbeitskreis Schmerztherapie bei Kindern der Deutschen Schmerzgesellschaft (**www.kinderschmerz.org**)
>> Deutsche Gesellschaft für psychologische Schmerztherapie und -forschung (DGPSF) e.V. (**www.dgpsf.de**)
>> Deutsche Migräne- und Kopfschmerzgesellschaft (DMKG) e.V. (**www.dmkg.de**)
>> Deutsche Schmerzliga e.V. (**www.schmerzliga.de**)
>> Deutsche Gesellschaft für Schmerztherapie (DGS) e.V. (**www.stk-ev.de)**
>> Deutsche Schmerzhilfe e.V. (**www.schmerzhilfe.de**)
>> Interdisziplinäre Gesellschaft für Psychosomatische Schmerz-therapie (IGPS) (**www.igps-schmerz.de**)
>> Deutsches Grünes Kreuz e.V. (**www.dgk.de**)
>> Forum Schmerz im Deutschen Grünen Kreuz e.V. (**www.forum-schmerz.de**)
>> Deutsche Hospiz Stiftung (**www.hospize.de**)
>> Deutsche Krebshilfe e.V. (**www.krebshilfe.de**)
>> Deutsche Rheuma-Liga Bundesverband e.V. (**www.rheuma-liga.de**)
>> Deutsche Vereinigung Morbus Bechterew e.V. (**www.bechterew.de**)
>> Lupus Erythematodes Selbsthilfegemeinschaft e.V. (**www.lupus.rheumanet.org**)
>> Deutsche Fibromyalgie-Vereinigung e. V. (**www.fibromyalgie-fms.de**)
>> Milton Erickson Gesellschaft für Klinische Hypnose e.V. (M.E.G.) (**www.meg-hypnose.de**)
>> Deutsche Gesellschaft für Hypnose und Hypnotherapie e.V. (DGH) (**www.dgh-hypnose.de**)
>> Deutsche Gesellschaft für Zahnärztliche Hypnose (DGZH) (**www.dgzh.de**)

Literatur

Alman B, Lambrou T. Selbsthypnose. Ein Handbuch zur Selbsttherapie. Heidelberg: Carl-Auer Verlag, 2010.

Afflerbach K. Rückenfreundlich durch den Tag. Audiobook/Audio-CD. Marburg: Verlag im Kilian, 2008.

Bischoff C, Traue H. Ratgeber Kopfschmerz. Informationen für Betroffene und Angehörige. Göttingen: Hogrefe Verlag, 2005.

Bongartz B u. W. Hypnose. Wie sie wirkt und wem sie hilft. Reinbek: Rowohlt Verlag, 1999.

Broome A, et al. Mit dem Schmerz leben. Anleitung zur Selbsthilfe. Bern: Hans Huber Verlag, 1999.

Buhr M. Gesunder Rücken. Rückenschmerzen erfolgreich behandeln und vorbeugen. Köln: Neuer Honos Verlag, 2006.

Bundesministerium für Bildung und Forschung. Chronischer Schmerz. (kostenlos) Bonn: BMBF, 2001. www.gesundheitsforschung-bmbf.de/_media/chronischer_schmerz(1).pdf

Butler D, Moseley LG. Schmerzen verstehen. Berlin: Springer-Verlag, 2009.

Damasio A. Ich fühle, also bin ich. Die Entschlüsselung des Bewusstseins. Berlin: Ullstein Taschenbuch Verlag, 2000.

Dobe M, Zernikow B. Rote Karte für den Schmerz. Wie Kinder und ihre Eltern aus dem Teufelskreislauf chronischer Schmerzen ausbrechen. Heidelberg: Carl-Auer Verlag, 2009.

Elsesser K, Sartory G. Ratgeber Medikamentenabhängigkeit. Göttingen: Hogrefe Verlag, 2005.

Göbel H. Erfolgreich gegen Kopfschmerzen und Migräne. 6. Aufl. Berlin: Springer Verlag: Berlin, 2010.

Göbel H. „Weil ich mit Schmerzen leben muss…". Interviews mit Schmerzpatienten. München: Südwest-Verlag, 2006.

Kallinke D, Haak K. Schmerzbewältigung. München: Falken Verlag, 1999.

Krause D. Kopfschmerzen (Broschüre). Forum Schmerz im Deutschen Grünen Kreuz, 2008. www.forum-schmerz.de/schmerz-infos/kopfschmerzen.html

Kröner-Herwig B. Chronischer Schmerz. Die Chancen psychologischer Therapie. Ein Edukationsfilm für Schmerzpatienten (DVD). Göttingen: Universitätsverlag, 2003.

Kröner-Herwig B. Ratgeber Rückenschmerz. Göttingen: Hogrefe Verlag, 2004.

Panning S, Kaiser, W, Greitemann B, et al. Patientenbegleitheft zum Rückenfit-Programm „Lebenslust statt Krankheitsfrust". Selbstverlag, 2011. Preis: 10,- €. Bestelladresse: Dipl. Psych. Stephan Panning, Auf der Stöwwe 11, 49214 Bad Rothenfelde.

Phillips M. Chronische Schmerzen behutsam überwinden. Heidelberg: Carl-Auer Verlag, 2009.

Pfingsten M, Hildebrandt J. Chronischer Rückenschmerz. Wege aus dem Dilemma. Bern: Hans Huber Verlag, 1998.

Revenstorf D, Zeyer R. Hypnose lernen. Anleitungen zur Selbsthypnose für mehr Leistung und weniger Stress. Carl-Auer Verlag, 2009.

Richter J. Schmerzen verlernen. Berlin: Springer-Verlag, 2011.

Schau M. Das Schmerzbuch. Bielefeld: Aurum-Verlag, 2007.

Schramm S. Chronische Schmerzen? Books on Demand, 2007.

Seemann H. Freundschaft mit dem eigenen Körper schließen. Über den Umgang mit psychosomatischen Schmerzen. Stuttgart: Verlag Klett-Cotta, 2011.

Seemann H. Mein Körper und ich – Freund oder Feind? Psychosomatische Störungen verstehen. Stuttgart: Verlag Klett-Cotta, 2011.

Stenzel A. Verschmerzt! 99 hypnotische Angebote bei chronischen Schmerzen. CIP-Medien, 2009.

Tamme P. Frei sein im Schmerz – Selbsthilfe durch achtsamkeitsbasierte Schmerztherapie (ABST). Books on Demand, 2010.

Tempelhof S. Fibromyalgie. München: Gräfe und Unzer Verlag, 2004.

Wachter M von. Chronische Schmerzen. Selbsthilfe und Therapiebegleitung. Heidelberg, Berlin: Springer-Verlag, 2011.

Autoren

Baron, Ralf, Prof. Dr. med., Sektion für Neurologische Schmerzforschung und -therapie, Klinik für Neurologie, Universitätsklinikum Schleswig-Holstein – Campus Kiel, 24105 Kiel

Basler, Heinz-Dieter, Prof. Dr. Dr., Schmerzpsychotherapeut, 35037 Marburg

Dobe, Michael, Dr. phil. Dipl.-Psych., Schmerzpsychotherapeut, Deutsches Kinderschmerzzentrum Datteln, 45711 Datteln

Flor, Herta, Prof. Dr., Institut für Neuropsychologie und Klinische Psychologie, Ruprecht-Karls-Universität Heidelberg, 68159 Mannheim

Franck, Gideon, Dipl.-Psych., Schmerzpsychotherapeut, Institut für Gesundheit, 36037 Fulda

Franz, Carmen, Dipl.-Psych., Schmerzpsychotherapeutische Praxis, 37073 Göttingen

Freynhagen, Rainer, Priv.-Doz. Dr. med., Chefarzt im Zentrum für Anästhesiologie, Intensivmedizin, Schmerztherapie & Palliativmedizin, Benedictus Krankenhaus Tutzing, 82327 Tutzing

Fritsche, Günther, Dr. phil. Dipl.-Psych., Schmerzpsychotherapeut, Neurologie, Universitätsklinik Essen, 45122 Essen

Gaul, Charly, Dr. med., Neurologe und Schmerztherapeut, Chefarzt der Migräne- und Kopfschmerzklinik, 61462 Königstein im Taunus

Geber, Christian, Dr. med., Klinik und Poliklinik für Neurologie, Universitätsmedizin Mainz, 55131 Mainz

Graf-Baumann, Toni, Prof. Dr. med., Geschäftsführer/Secretary, Deutsche Schmerzgesellschaft/German Pain Society, 79331 Teningen

Hasenbring, Monika, Prof. Dr., Dept. of Medical Psychology and Medical Sociology, Faculty of Medicine, Ruhr-University of Bochum, 44780 Bochum

Hoche, Raimond, Fachkrankenpfleger/Algesiologische Fachassistenz, Schmerzdienst, Universitätsmedizin Göttingen, 37075 Göttingen

Hoff, Hans-Joachim, Dr. med., Ltd. Oberarzt der Neurochirurgischen Klinik, Ev. Krankenhaus Bielefeld, 33617 Bielefeld

Irnich, Dominik, Priv.-Doz. Dr. med., Leiter der Schmerzambulanz, Oberarzt der Klinik für Anaesthesiologie, Klinikum der Universität München, 80366 München

Klasen, Bernhard, Dr. phil. Dipl.-Psych., Psychologischer Leiter, Algesiologikum GmbH, 80799 München

Klein, Markus, Dr. med., Ltd. Oberarzt der Schmerzklinik, Klinik für Anästhesiologie und Schmerztherapie, Ev. Krankenhaus Bielefeld, 33617 Bielefeld

Kropp, Peter, Prof. Dr., Direktor des Instituts für Medizinische Psychologie und Medizinische Soziologie, Medizinische Fakultät der Universität Rostock, 18147 Rostock

Mahn, Friederike, Dr. med., Sektion für Neurologische Schmerzforschung und -therapie, Klinik für Neurologie, Universitätsklinikum Schleswig-Holstein – Campus Kiel, 24105 Kiel

May, Arne, Prof. Dr. med., Leiter der Kopfschmerzambulanz, Universitätsklinikum Hamburg Eppendorf (UKE), 20246 Hamburg

Menge, Thomas, Dr. med., Arzt f. Orthopädie u. Spezielle Schmerztherapie, Oberarzt der Abt. für Orthopädie, MEDIAN-Kliniken für Rehabilitation, 32105 Bad Salzuflen

Musial, Frauke, Prof. Dr. rer. nat., Forschungsleiterin, National Research Center in Complementary and Alternative Medicine, NAFKAM, Department of Community Medicine, Faculty of Health Science, University of Tromsø, 9037 Tromsø, Norway

Niemier, Kay, Dr. med., Chefarzt Klinik für Manuelle Therapie Hamm, Klinik für Wirbelsäulen-, Gelenkleiden und Schmerzmedizin, 59071 Hamm

Nilges, Paul, Dr. rer. nat. Dipl.-Psych., Ltd. Psychologe, DRK Schmerz-Zentrum Mainz, 55131 Mainz

Nobis, Hans-Günter, Dipl.-Psych., Ltd. Psychologe der Abt. Orthopädische Psychosomatik, MEDIAN-Klinik am Burggraben, 32105 Bad Salzuflen

Panning, Stephan, Dipl. Psych., Abt. Verhaltensmedizinische Orthopädie, Rehaklinikum Bad Rothenfelde, Klinik Münsterland, 49214 Bad Rothenfelde

Pfau, Doreen, Dr. med. dent., Zentrum für Biomedizin u. Medizintechnik, Universität Heidelberg, 68167 Mannheim

Pfingsten, Michael, Prof. Dr., Ltd. Psychologe der Schmerztagesklinik und -Ambulanz, Zentrum Anaesthesiologie, Rettungs- und Intensivmedizin, Universitätsmedizin Göttingen, 37075 Göttingen

Pielsticker, Anke, Dr. rer. nat. Dipl.-Psych., Schmerzpsychotherapeutin, Institut für Schmerztherapie München (ISM), 80331 München

Pogatzki-Zahn, Esther, Univ.-Prof. Dr. med., Department of Anaesthesiology and Intensive Care, University Hospital of Muenster, 48129 Münster

Richter, Wolfgang, Dipl.-Psych., Schmerzpsychotherapeut der Klinik für Anästhesiologie und Schmerztherapie, Ev. Krankenhaus Bielefeld, 33617 Bielefeld

Rolke, Roman, Priv.-Doz. Dr. med., Ltd. Oberarzt der Klinik für Palliativmedizin, Universitätsklinikum Bonn, Rheinische Friedrich-Wilhelms-Universität, 53127 Bonn

Schäfer, Axel, Verw. Prof. Dr., Studiengang Ergotherapie, Logopädie, Physiotherapie, HAWK Hochschule für angewandte Wissenschaft und Kunst, 31134 Hildesheim

Wachter von, Martin, Dr. med., Ltd. Oberarzt der Klinik für Psychosomatik, Leiter der Sektion Psychosomatischer Schmerz, Ostalb-Klinikum Aalen, 73430 Aalen

Wagner, Thilo, Dr. med., Ltd. Oberarzt der Schmerztherapiestation, Klinik für Anästhesiologie, Intensiv-, Transfusions-, Notfallmedizin und Schmerztherapie, Ev. Krankenhaus Bielefeld, 33617 Bielefeld

Windwehe, Ralph, Algesiologische Fachassistenz, Schmerzdienst, Universitätsmedizin Göttingen, 37075 Göttingen

Wirz, Stefan, Dr. med., Chefarzt der Abteilung Anästhesie, Interdisziplinäre Intensivmedizin, Schmerzmedizin/Palliativmedizin, Kath. Krankenhaus im Siebengebirge, 53604 Bad Honnef